2017
肝病临床思维训练营
病例合集

魏 来 侯金林 主编

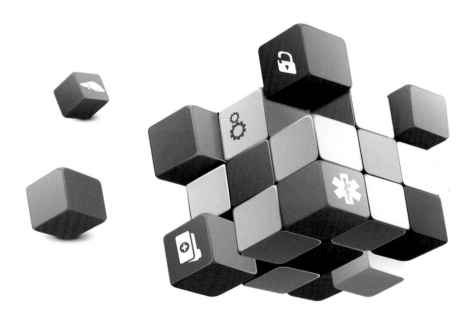

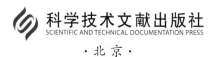

科学技术文献出版社
SCIENTIFIC AND TECHNICAL DOCUMENTATION PRESS

·北京·

图书在版编目（CIP）数据

2017肝病临床思维训练营病例合集 / 魏来，侯金林主编. —北京：科学技术文献出版社，2019.8

ISBN 978-7-5189-5293-9

Ⅰ．①2… Ⅱ．①魏… ②侯… Ⅲ．①肝疾病—诊疗—病案—分析 Ⅳ．① R575

中国版本图书馆 CIP 数据核字（2019）第 040310 号

2017肝病临床思维训练营病例合集

策划编辑：袁婴婴　责任编辑：蔡　霞　袁婴婴　责任校对：文　浩　责任出版：张志平

出　版　者	科学技术文献出版社	
地　　　址	北京市复兴路15号　邮编 100038	
编　务　部	(010) 58882938，58882087（传真）	
发　行　部	(010) 58882868，58882870（传真）	
邮　购　部	(010) 58882873	
官 方 网 址	www.stdp.com.cn	
发　行　者	科学技术文献出版社发行　全国各地新华书店经销	
印　刷　者	北京地大彩印有限公司	
版　　　次	2019 年 8 月第 1 版　2019 年 8 月第 1 次印刷	
开　　　本	787×1092　1/16	
字　　　数	124千	
印　　　张	9.5	
书　　　号	ISBN 978-7-5189-5293-9	
定　　　价	98.00元	

编委会

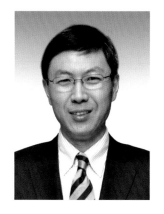

在肝病学界各位同道的共同努力下，在《中国医学论坛报》编辑部老师的辛勤耕耘下，《2017 肝病临床思维训练营病例合集》终于同大家见面了！

众所周知，我国肝脏疾病复杂多样，患者多，病种复杂，地区间也有所不同。许多肝病无特征性影像学改变，临床诊断起来可谓困难不小。临床思维是疾病诊疗中重要的一环，其代表着临床医生能否在诊疗中将理论与实践融会贯通。因此，对于我国肝病领域的临床医生来说，如何给予患者及时、对症、有效的诊疗方案，如何提升条理清晰的临床诊疗思维至关重要。基于此，举办"肝病临床思维训练营"项目的想法应运而生。该活动以肝病典型病例为依托，采用层层解析的形式，模拟临床诊疗过程，锻炼医生的临床思维。2015 年第一季活动成功启动，至今该项目已走过三年的历程，在主办方的精心设计与规划下，活动集权威性与趣味性于一体，参赛选手通过对病例的层层分析与解读，展现出了缜密的临床思维水平。活动让临床医生在快乐中收获了知识，深受广大医生朋友的喜爱。

2017 年肝病临床思维训练营在全国范围成功举办了 11 场，为回馈广大临床医生，现将全年度精彩病例集结成册。这些来自全国各地的精彩病例，凝聚了一大批临床专家的精力与心血，对于肝病领域医生临床诊疗工作的开展具有一定参考价值，是肝病临床思维训练营成功举办的基础，也是临床思维的最佳体现。

最后，希望未来有更多肝病相关领域的专家同仁参与到肝病临床思维训练营的活动中来，从而进一步促进我国肝病临床诊疗的规范化发展及诊疗水平的不断提高！

肝病临床思维训练营项目主席：魏来

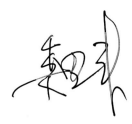

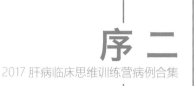

作为一名临床医生，当完成采集病史、体格检查和初步的实验室检查后，如何对这些资料进行分析，做出初步的诊断及治疗决策，并通过进一步完善检查，评估疗效，最终给出正确的诊断及恰当治疗，在这个过程中过硬的临床思维必不可少。为了帮助广大肝病医生提高临床技能、提供更多疑难病例交流机会，《中国医学论坛报》、北京大学肝病研究所及南方医科大学肝脏疾病研究所联合主办了"肝病临床思维训练营"活动，旨在通过临床思维训练，帮助临床医生在接诊患者时形成清晰的思路。

2017 年肝病临床思维训练营在全国范围内举办了 7 场区域赛，每场区域赛各有 2 支队伍晋级半决赛，随后 3 场半决赛各有 3 支队伍晋级总决赛。活动以肝病疑难病例为依托，参赛选手通过对病例进行拆解，一步一步地解析病例，而评委则根据选手给出的答案、理由阐述及在比赛过程中的表现，评估选手的临床思维水平，进行点评及评分。通过这种形式，不同地区、不同医院的临床医生集合在一起，在对病例抽丝剥茧的过程中进行思维碰撞及经验交流，为参赛医生创造了相互学习、共同成长的平台。

从活动的策划、筹备到举办，一路走来，2017 肝病临床思维训练营得到了各地医疗同道的认可和支持，在国内已经形成了具有一定影响力的活动品牌。作为一个中青年医生训练临床思维技能及展示自我的平台，肝病临床思维训练营活动得到了中青年医生的喜爱，更为促进我国肝病诊疗能力提升做出了贡献，希望肝病临床思维训练营在今后越办越好，使更多的中青年人才脱颖而出，成为我国肝病学界常态化品牌项目！

肝病临床思维训练营项目主席：侯金林

序 三

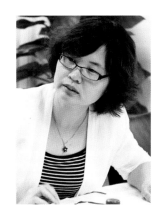

肝病临床思维训练营由北京大学肝病研究所、南方医科大学肝脏疾病研究所及《中国医学论坛》报联合举办，至今我们已经走过了 3 个赛季。3 年来，来自全国不同地区、不同医院的近 200 位参赛选手、近 300 位点评专家，以及近 6000 位临床医生参与到现场活动中，更有数以万计的观众通过壹生直播平台远程观看了我们的活动。值此《2017 肝病临床思维训练营病例合集》出版之际，感谢对该活动给予支持和帮助的各位专家同道，同时，对昆明积大制药股份有限公司给予的赞助表示衷心感谢！

《中国医学论坛报》是一份深受广大临床医生喜爱的医学专业报纸，我们创刊 34 年以来，始终坚持专家办报的方针，为中国临床医生提供前沿的医学专业资讯，倡导学术争鸣，提供临床问题的解决方案。在办好传媒的同时，报社还开展了多项临床思维培训、临床技能培训及科研能力培训项目，希望通过开展这些项目为临床医生搭建一个学习、交流、提高的平台。2017 肝病临床思维训练营面向全国开展了 11 场比赛，在祖国的大江南北营造了"训练临床思维，提高肝病诊疗能力"的新风尚。现将全国范围内征集的经典肝病病例集结成册，以期让更多临床医生从中获益。

最后祝愿广大医生朋友工作顺利，不断进步！

中国医学论坛报社社长：侯晓梅

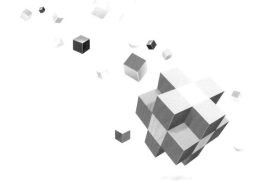

目录

反复手指关节疼痛、腹胀查因

内江市第一人民医院　陈炘

一、病例基本信息

【主诉】患者，男，68岁，四川省内江市人。因"反复手指关节疼痛10余年，腹胀6个月，加重1周"于2016年4月16日入住我科。

【现病史】10余年前患者无明显诱因出现间断性双手指关节疼痛，自觉气温变化大时加重，就诊于当地卫生院，考虑风湿性关节炎，给予对症治疗后好转。患者未重视，未进一步明确诊断，双手关节疼痛反复发生，无关节变形。6个月前，患者无明显诱因出现腹部饱胀不适，自觉腹围逐渐增大，就诊于当地卫生院，给予利尿等治疗，腹胀有所缓解，未重视，未进一步检查。1周前，患者自觉腹胀加重，腹围增大，伴双下肢凹陷性水肿，无发热、腹泻等不适，体重无明显下降，遂就诊于东兴区人民医院，检查结果提示：白细胞（WBC）2.6×10^9/L，血小板计数（PLT）43×10^9/L、血红蛋白（Hb）98 g/L；腹部彩超提示肝硬化可能，脾脏增大；肝炎病毒标志物：抗-HBs（＋），甲型肝炎和丙型肝炎抗体（－）；肿瘤标志物：甲胎蛋白（AFP）、癌胚抗原（CEA）、糖类抗原125（CA125）和糖类抗原19-9（CA19-9）等均未见异常；肝功能：谷丙转氨酶（ALT）569 U/L、谷草转氨酶（AST）823 U/L、谷氨酰

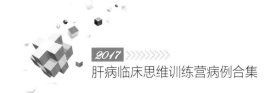

转移酶（GGT）743 U/L、碱性磷酸酶（ALP）331 U/L；肾功能和大小便常规均正常。给予保肝、利尿等对症治疗，症状无明显好转，为进一步诊疗来我院，门诊以酒精性肝硬化失代偿收入住院。

【既往史】生于内江本地，长期外地打工，否认肝炎、结核等传染病史，否认高血压、糖尿病病史，否认疫水、疫区接触史；否认其他放射性物质及毒物接触史；饮酒史40余年，每天约200 g酒精量，已戒酒3个月，否认家族遗传病病史。

【入院后查体】体温36.7 ℃，脉搏89次/分，呼吸22次/分，血压106/78 mmHg。患者神智清楚，慢性肝病面容，皮肤巩膜无黄染，肤色晦暗，无明显肝掌及蜘蛛痣。全身浅表淋巴结未扪及肿大，双手指关节未见肿胀及变形，心肺查体（－）；腹部平坦，腹壁未见腹壁静脉曲张，腹肌软，无揉面感，无压痛、反跳痛及肌紧张；肝肋下未扪及，肝区无压痛及叩击痛，脾脏肋下2 cm，质硬，无叩击痛，Murphy征阴性，移动性浊音阳性，肠鸣音正常，双下肢凹陷性水肿。余常规查体未见异常。

【入院后检查】WBC 3.1×10^9/L、PLT 40×10^9/L、Hb 101g/L、ALT 688 U/L、AST 1069 U/L、GGT 628 U/L、ALP 325 U/L；肾功能正常，轻度低钾、低钠血症。

二、临床讨论

第一次临床讨论：根据患者的病史、体征、实验室检查，该患者入院诊断？进一步检查？

【分析】患者老年男性，无肝炎病史，有长期大量饮酒史，有反复手指关节疼痛，近半年反复腹胀，近1周有双下肢凹陷性水肿，1周前住院检查腹部彩超发现肝硬化可能，肝功能和AFP异常，白细胞、血小板减少。

【初步诊断】考虑"酒精性肝硬化失代偿、脾大脾功能亢进"的初步诊断成立。需进一步考虑患者关节痛的原因？有无肝脏或者胆管肿瘤可能？

【治疗】入院后给予异甘草酸镁、多烯磷脂酰胆碱、门冬氨酸鸟氨酸积极保肝，补充白蛋白，呋塞米、螺内酯利尿等对症治疗。

【进一步检查】瞬时弹性成像技术（FibroScan）测量肝硬度值（LSM）：肝硬度（E）41.6 kPa↑、受控衰减参数（CAP）229dB/m。凝血分析：凝血酶原时间（PT）16.2 s↑（正常值：13 s）；乙肝五项：乙型肝炎表面抗原（HBsAg）阴性、乙型肝炎表面抗体（HBsAb）阳性、乙型肝炎E抗原（HBeAg）阴性、乙型肝炎E抗体（HBeAb）阴性、乙型肝炎核心抗体（HBcAb）阴性；丙型肝炎病毒抗体（抗-HCV）阴性；自身抗体：抗核抗体（ANA）、抗中性粒细胞胞浆抗体 - 髓过氧化物酶（ANCA-MPO）、抗中性粒细胞胞浆抗体 - 蛋白酶3（ANCA-PR3）、抗线粒体抗体（AMA）、抗平滑肌抗体（ASMA）、抗肝肾微粒体抗体（抗LKM-1）、抗肝特异性胞浆抗原型 -1（抗LC-1）抗体、抗可溶性肝抗原/肝 - 胰抗原抗体均为阴性；抗双链DNA（dsDNA）抗体阴性；大小便常规未见异常。抗链球菌溶血素 "O" 试验、红细胞沉降率（ESR）、C- 反应蛋白（CRP）均正常；腹水常规：外观清亮，pH 8.0，比重 < 1.018，李凡他试验（—），总细胞 78×10^6/L，单个核细胞 70%，多个核细胞 30%；腹水生化：总蛋白 20 g/L，白蛋白 15 g/L，乳酸脱氢酶（LDH）127 U/L，腺苷脱氨酶（ADA）8.5 U/L；腹水病理：未见肿瘤细胞；腹水培养：无细菌生长；腹水浓缩找结核杆菌阴性；上腹部 MRI 提示肝脏铁质沉积，脾脏增大（图1-1），进一步检查发现血清铁蛋白 721 ng/ml（参考值：22～322 ng/ml）。

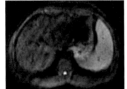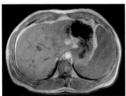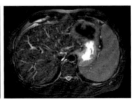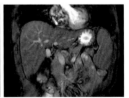

图 1-1　上腹部 MRI 延迟期：强化趋于均匀

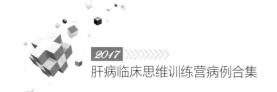
第二次临床讨论：患者肝硬化、腹水有无其他原因？手指关节痛的原因？进一步考虑？

患者腹水原因：患者无心脏、肾脏基础疾病，入院后也未发现心衰、肾脏疾病证据，故无心脏、肾脏疾病导致腹水可能；腹水检查未见结核菌，腹部体征无揉面感，故结核性腹膜炎可能性小；腹水未查见肿瘤细胞，肿瘤标志物未见相关异常，腹部影像学检查也未见占位，故肿瘤导致腹水可能性小。结合患者有长期大量饮酒史，院外彩超提示肝硬化可能，故酒精性肝硬化失代偿可能性大。但是，酒精性肝硬化为什么有肝脏铁质沉积和铁蛋白升高？肝硬化有无其他原因？手指关节痛的原因是什么？

拟给患者行进一步检查，由于治疗费用高，疗效欠佳，患者及家属拒绝肝脏病理活检及转铁蛋白饱和度等检查。没有新证据，梳理以上病史及检查结果，我们的诊断思路是查阅文献，在 UP-TO-DATE 网站中输入检索词"关节痛、铁蛋白升高、肝硬化"，结果第一条就提示遗传性血色病（HHC，图 1-2）。怀疑合并 HHC，与患者及家属充分沟通后给予诊断性治疗。

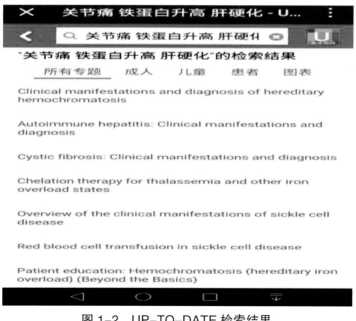

图 1-2　UP-TO-DATE 检索结果

【治疗】使用去铁胺驱铁治疗，19天后复查：ALT 56 U/L、AST 62 U/L、ALB 35.5 g/L、GGT 314 U/L、ALP 205 U/L、血清铁蛋白 235 ng/ml，患者腹水明显减少，双下肢水肿消失，关节痛明显减轻。患者自行离院后失联，无后续随访。

【出院诊断】①酒精性肝硬化失代偿。② HHC？③脾大、脾功能亢进。

三、诊疗体会

HHC 属常染色体隐性遗传病，具有明显的家族性。目前已证实，HHC 基因即 HFE 基因，位于紧靠近第 6 对常染色体短臂上的 HLA 位点，*HFE* 变异是 HHC 的主要发病原因。本病为家族隐性遗传，起病隐匿，进程缓慢，发病多在 18～70 岁，男性远较女性多（2.2∶1 以上）。

本病早期表现为一般性症状，如乏力、体重下降、皮肤色素增加、性欲减退、腹痛或关节痛等，关节痛可能为首发症状或唯一症状。待症状完全表现出来时，肝硬化、皮肤色素沉着和糖尿病为典型三联征，实验室检查可发现血清铁蛋白、血清铁及血清转铁蛋白饱和度升高，这是诊断本病的重要依据之一。

铁蛋白水平在早期无症状时已明显升高，转铁蛋白饱和度测定是反映铁增加的敏感指标，大于 60% 时强烈提示本病。肝功能试验与肝组织病理变化常一致，病理改变较为显著而肝功能试验仅轻度异常，肝组织切片检查可发现肝细胞内有大量含铁血黄素和程度不一的肝脏纤维组织增生。

影像学检查认为 MRI 可作为估计肝铁含量的手段，被认为是诊断血色病的重要辅助检查。当人体组织器官铁含量增加时，肝脏可见较明显的信号改变，表现为沉积器官内小颗粒状低信号影，在 T_2 相和 T_2 加权相表现更为明显。基因检测已经逐渐取代肝活组织检查，但基因检测在我国普及率低。

本病诊断一经确立，便应行祛除铁沉积、维护受损脏器功能和对症治疗。普遍认为放血疗法是祛除脏器铁沉积的最好方法，祛铁药物如去铁胺可

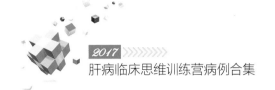
用于贫血重但不宜使用放血治疗的患者，早期诊断及内科综合治疗能明显改善预后，提高生存率及生活质量。

　　本例患者以关节痛为首发表现，院外诊断为风湿性关节炎，长期给予止痛等对症治疗，患者由于长期大量饮酒，出现肝硬化失代偿表现，肝硬化病因首先考虑酒精性肝硬化失代偿，患者入院后 MRI 提示肝脏铁质沉积，进一步检查发现血清铁蛋白显著升高，患者拒绝肝脏病理等检查导致重要病例资料缺乏，但给予患者诊断性祛铁治疗后症状缓解，血清铁蛋白下降，肝功能好转，证实了我们对本病的判断。

肝功能异常半年余查因

一、病例基本信息

【主诉】患者，女，18岁；安徽人，因"反复腹痛3年，肝功能异常半年余"于2016年12月29日入院。

【现病史】3年来，反复腹痛，平均每月发作一次，每次均在小诊所使用头孢类或阿莫西林等抗生素，期间未查肝功能；2015年6月再次腹痛，当地镇医院诊断为"阑尾炎"，并行阑尾切除手术，肝功能情况不明。半年前（2016年6月），在当地县中医院体检发现肝功能异常（ALT波动在60～100 U/L），开始服用活血化瘀的中成药、质子泵抑制剂及甘草酸制剂等。近1个月来（2016年12月），患者当地住院查B超及MRI发现肝硬化、脾大，肝硬化原因待查。自病以来，神清，精神可，食欲、睡眠可，小便、大便正常，体重无明显减轻。

【既往史、个人史、家族史】否认有高血压及心脏病病史。无疫水接触史，无传染病史。预防接种随社会，生长发育如同龄人。13岁月经初潮，无痛经，月经周期28天左右，2016年6月后月经周期不规则。毒物接触史：居住地附近有化工厂。家族史无特殊。

【入院后查体】体温36.3℃，脉搏80次/分，呼吸16次/分，血压118/80 mmHg。神志清，精神欠佳，皮肤巩膜无黄染，未见蜘蛛痣、肝掌，浅表淋巴结未触及肿大。心律齐，无杂音。腹软，全腹无压痛、反跳痛，无腹肌紧张，Murphy 征（－），肝脾肋下未及，肝区叩击痛阴性，肾区无叩击痛，移动性浊音阴性，右下腹有 6 cm 手术疤痕，愈合良好。双下肢无凹陷性水肿。神经系统检查无异常。

【外院检查】肝功能（2016 年 5 月 31 日）：TB 14.3 μmol/L、ALT 63 IU/L、AST 62 IU/L；肝炎全套检查（2016 年 12 月 22 日）均阴性。甲状腺功能：抗甲状腺球蛋白抗体 2263 U/ml，抗甲状腺过氧化物酶抗体 > 600 U/ml，余正常。B 超肝区回声细密，胆泥沉积，脾大，胰腺上方低回声（考虑腹主动脉旁淋巴结肿大，胰腺未见异常）。MRI（2016 年 12 月 22 日）：肝硬化，胆囊内胆泥沉积（图 1-3）。

【入院诊断】肝硬化原因待查：药物性？遗传代谢性？自身免疫性？

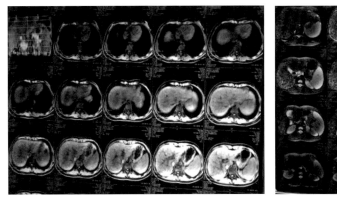
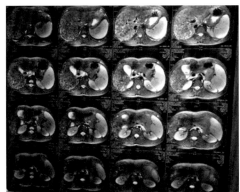

图 1-3　2016 年 12 月 22 日外院 MRI 检查

二、临床讨论

第一次临床讨论：根据患者的病史、体征、实验室检查，该患者肝硬化原因？

相关疾病考虑如下：

（1）肝炎肝硬化：患者白蛋白轻度减低、血小板减少，影像学提示肝硬化、脾脏大，但乙肝、丙肝血清学及病毒学指标皆阴性，其他病毒如 EBV 皆阴性。不符合此诊断。

（2）日本血吸虫病：患者无疫水接触史，血常规嗜酸性粒细胞无增加，影像学无典型的网格状纤维增生，不符合该诊断。

（3）脂肪肝：患者为年轻女性，无长期饮酒史，可排除酒精性肝硬化。另外，患者血脂轻度升高，无长期肥胖史，影像学无明显的"脂肪肝"样改变，可行肝活检进一步排除。

（4）药物性肝炎：患者有长期用药史，并不能排除药物性肝炎导致肝硬化，可行肝活检进一步排除。

（5）心源性肝硬化：该患者既往无心脏、肾脏基础疾病史，目前无胸闷、气短等心功能不全表现，查体肝 - 颈静脉回流征阴性，无肾功能指标异常，基本可排除心源性及肾源性肝硬化。

（6）肝脏血管疾病：该患者无腹水，腹部 CT 及 MRI 显示肝静脉清晰、无花斑样改变等，可暂不考虑布加综合征。该患者发病过程中有服用中药病史，但无黄疸、腹水等，MRI 无明显的"地图样"改变，肝窦阻塞综合征（SOS）支持点不多。

（7）自身免疫性肝病：包括自身免疫性肝炎、原发性胆汁性肝硬化、原发性硬化性胆管炎等。可进一步完善免疫球蛋白、影像学、自身免疫抗体检查及肝活检等确诊或排除。

（8）遗传代谢性疾病：糖、脂、氨基酸、铜、铁代谢异常，以及先天性肝纤维化都可引起成人期肝硬化。考虑肝豆状核变性、α1- 抗胰蛋白酶缺乏性肝病、血色病等。

（9）肝豆状核变性：一种常染色体隐性遗传性疾病，是先天性铜代谢障碍性疾病。可有 K-F 环阳性、肝铜和尿铜增加、铜蓝蛋白下降、*ATP7B* 基因突变等特点，完善上述指标及肝活检。

（10）卟啉病：尿中有较多尿卟啉排出，使尿液呈红色，并出现光敏感现象，造成皮肤损害。

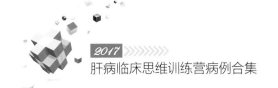

（11）先天性肝纤维化：病理可见发育障碍的肝胆管畸形，以不同程度的门静脉周围纤维化和不同形状的胆管再生为组织学特征。

【进一步完善检查】肝肾功能：ALT 40.8 IU/L，AST 37.3 IU/L，GGT 67.5 U/L；ALP 124.9 IU/L；甲状腺功能五项正常；铜蓝蛋白 0.15 g/L（正常值：＞ 0.2 g/L）；IgG 15.8 g/L（正常值：6.8 ～ 14.45 g/L）；余正常；心脏彩超：轻度二尖瓣关闭不全，轻度三尖瓣关闭不全。自身免疫抗体阴性；胸部 CT：未见明显异常；头颅 MRI：未见明显异常。上腹部 CT：肝硬化，脾大，肝脏钙化灶。眼科裂隙灯检查：未见 K-F 环。

肝穿刺病理结果（图 1-4）：镜下可见 5 个汇管区，肝小叶结构轻微紊乱，小叶内肝细胞弥漫性中、重度浊肿，伴弥漫性肝细胞内小泡性脂肪变性，微灶性大泡性脂肪变性。个别汇管区扭曲扩大伴中度界板炎，可见较多细小胆管增生及小叶胆管化，未见明显的以浆细胞为主的慢性炎细胞浸润及胶原纤维增生，该区域示正常小叶改建及"假小叶"形成趋势。综合分析，病变呈轻度慢性肝炎（G2-3、S1-2），伴轻度脂肪变性（F1）。病毒标志物检查：HBsAg（－）、HBcAg（－）、HCV（－）；EBV（－）。网染可见纤维组织，CK7 染色可见胆管增生（图 1-5），铜相关蛋白（地衣红染色）检查未见铜相关蛋白。

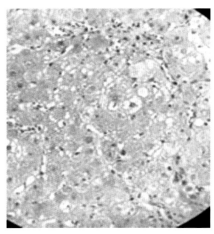

图 1-4　肝穿刺病理结果

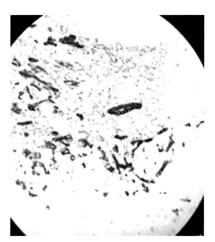

图 1-5　CK7 染色结果

第二次临床讨论：根据上述结果及肝活检结果，该患者肝硬化原因？

界面炎可出现于自身免疫性肝炎、肝豆状核变性及药物性肝炎等。

（1）药物性肝炎：患者有长期用药史，但阿莫西林引起胆汁淤积的病理改变不支持此诊断。

（2）自身免疫性肝炎：根据 AIH 综合诊断积分系统（1999 年），该患者评分为 11 分，[女性（2 分）+ ALP/ALT ＜ 1.5（2 分）+ IgG 15.8g/L（1 分）+ 肝炎病毒标物阴性（3 分）– 有肝损药物史（4 分）+ 无饮酒史（2 分）+ 甲状腺炎（2 分）+ 界面性肝炎（3 分）=11 分]，因此，诊断为自身免疫性肝炎可能，但需与肝豆状核变性相鉴别。

（3）肝豆状核变性：患者 K–F 环阴性，支持点铜蓝蛋白下降（1 分），病理改变有脂肪变、界面炎等非特异性表现支持，需完善 24 小时尿铜、*ATP7B* 基因检测及肝组织电镜以进一步证实。

【进一步检查】24 小时尿铜浓度 140 μg/L；24 小时尿量 2450 ml。24 小时尿铜含量 343.0 μg/24h（参考值：15 ～ 60 μg/24 h）。血铜：271.3 μg/L（17 ～ 100 岁女性参考值：800 ～ 1550 μg/L）。电镜：部分肝细胞线粒体增多，大小不一。*ATP7B* 基因检测：错义变异 1531C ＞ A（杂合），致病；内含子 3557–3C ＞ A（杂合），不明确。

【最终诊断】肝豆状核变性。

【诊断依据】根据肝豆状核变性诊断标准（2001 年德国 Leipzig）：铜蓝蛋白 1 分 + 尿铜 2 分 +*ATP7B* 1 个杂合突变 1 分 =4 分。

【治疗】服用葡萄糖酸锌片 70 mg/ 片，锌 10 mg/ 片，早晚各 5 片。治疗 1 个月后 24 小时尿铜较基线下降，血铜下降。肝功能恢复正常。

三、诊疗体会

肝豆状核变性又称为 Wilson 病（Wilson disease，WD），是一种常染色体隐性遗传的铜代谢障碍性疾病，以铜代谢障碍引起的肝硬化、基底节损害

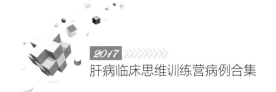

为主的脑变性疾病为特点，本病在中国较多见，好发于青少年，男性比女性稍多。

WD 诊断评分系统：≥ 4 分极可能；2 ～ 3 分可能，需进一步检查；0 ～ 1 分不可能。WD 的诊断仍然存在挑战，其临床表现不典型、诊断试验特异性不高。一般来说，出现 K-F 环阳性、神经系统表现和铜蓝蛋白降低 3 项中的 2 项皆可临床诊断。但是 50% 肝病型患者 K-F 环阴性；大于 45% 肝病型患者铜蓝蛋白水平正常；仅有铜蓝蛋白降低，而无 K-F 环不能诊断 WD。铜蓝蛋白正常不能排除 WD，降低也不能直接诊断 WD。

肝功能异常 5 个月查因

复旦大学附属华山医院　毛日成

一、病例基本信息

【主诉】患者，男，57岁，浙江瑞安市人，公司职员。因"发现肝功能异常5个月，皮肤瘙痒2月余"于2016年10月24日入院。

【现病史】5个月前（2016年5月）：患者当地医院体检发现肝功能异常，ALT 93 IU/L、AST 51 IU/L、ALP 404 IU/L、GGT 284 IU/L，TBIL值在正常范围内。查AFP 1.39 ng/ml；肝脏B超提示肝内偏高回声，考虑血管瘤可能。患者无特殊不适，否认食欲减退、浑身乏力及二便改变等；给予熊去氧胆酸胶囊500 mg tid口服治疗。

4个月前（2016年6月）：复查ALT 35 IU/L、AST 68 IU/L、ALP 637 IU/L、GGT 488 IU/L。自身免疫性肝炎相关抗体（ANA、AMA、肝抗原抗体谱等）均为阴性；丙型肝炎抗体阴性；肝脏MRI提示慢性肝病，肝内多发血管瘤，肝内小囊肿。患者无不适主诉，继续给予熊去氧胆酸胶囊500 mg tid口服治疗。

3个月前（2016年7月）：复查ALT 67 IU/L、AST 53 IU/L、ALP 336 IU/L、GGT 175 IU/L、AFP 3.14 ng/ml。患者无不适主诉，继续给予熊去氧胆酸胶囊500 mg qd口服治疗。

2个月前（2016年8月）：患者出现皮肤黄染伴浑身瘙痒，伸手抓刮可以暂时缓解，不久后又出现，皮肤无风团样隆起；腹部胀满，小便颜色加深伴有泡沫尿；无发热、恶心、呕吐、腹痛等症状。至当地医院住院检查，

ALT 87 IU/L、AST 85 IU/L、ALP 562 IU/L、GGT 200 IU/L、TBIL 82.8 µmol/L、DBIL 61.2 µmol/L、IBIL 21.6 µmol/L；B 超（9 月 26 日）：肝硬化，肝脾肿大，肝脏多发占位，考虑血管瘤。腹腔内可见液性暗区，最大深度为 35 mm。考虑为"原发性胆汁性肝硬化失代偿期，腹腔积液"，给予护肝、退黄、利尿等对症治疗。患者诉腹部胀满及全身瘙痒未见好转，复查 ALT 59 IU/L、AST 63 IU/L、ALP 452 IU/L、GGT 134 IU/L、TBIL 97.4 µmol/L、DBIL 75.1 µmol/L、IBIL 22.3 µmol/L。

【既往史、个人史、家族史】5 个月前胃镜下诊断为食管炎 + 胃底息肉 + 慢性浅表性胃炎伴窦部糜烂 + 十二指肠球炎。无长期饮酒史。无疫水接触史，无传染病史。无化学毒物接触史。家族史无特殊。

【入院后查体】体温 36.6 ℃，脉搏 96 次 / 分，呼吸 16 次 / 分，血压 112/74 mmHg，身高 170 cm，体重 55 kg。全身皮肤及巩膜黄染，双手大鱼际可见肝掌，颈部和右侧滑车淋巴结可扪及，质软，活动度好。心肺查体无阳性体征。腹膨隆，肝脾肿大（图 2-1），移动性浊音阳性。双下肢无水肿。肌力、肌张力正常，病理反射未引出。

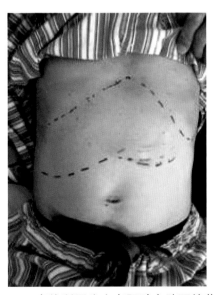

图 2-1　虚线所画为患者肝脏在肋下的范围

【入院后检查】血常规（10 月 25 日）：WBC 14.88×10^9/L ↑，中性粒细胞百分数（Neu%）73.6%，淋巴细胞百分比 16.7% ↓，单核细胞比例（MONO%）7.7%，嗜酸性粒细胞百分比 1.5%，嗜碱性粒细胞百分数 0.5%，RBC 3.45×10^{12}/L ↓，Hb 118 g/L ↓，红细胞压积（HCT）32.4% ↓，平均红细胞血红蛋白含量（MCH）34.2 pg ↑，平均红细胞体积（MCV）93.9 fl，平均红细胞血红蛋白浓度（MCHC）364 g/L ↑，PLT 345×10^9/L，中性粒细胞（Neu）10.95×10^9/L ↑。血生化结果如表 2-1 所示。尿常规（10 月 25 日）：尿胆原（＋），潜血阴性，胆红素（＋＋），蛋白微量。粪便常规（10 月 25 日）阴性。

表 2-1　生化检查结果

检查项目	结果	检查项目	结果
ALT	84 U/L ↑	ALP	257 U/L ↑
AST	63 U/L ↑	GGT	73 U/L ↑
TBIL	206.2 μmol/L ↑	白蛋白	32 g/L ↓
DBIL	178.7 μmol/L ↑	球蛋白	40 g/L
总胆汁酸	160 μmol/L ↑	血清铁	24.5 μmol/L
尿素	12.5 mmol/L	铁饱和度	54%
肌酐	99 μmol/L	铁蛋白	422.2 ng/ml ↑
尿酸	0.355 mmol/L	胆碱酯酶	2497 U/L ↓
白球比	0.8 ↓	铜蓝蛋白	0.558 g/L ↑

二、临床讨论

第一次临床讨论：患者初步考虑？进一步处理？

【入院后诊断】肝功能异常原因待查。

【分析】患者中年男性，肝功能异常 5 个月。体格检查见皮肤黄染、肝脾肿大。肝功能异常，以 ALP、GGT 升高为主，进行性加重。B 超见肝硬化，

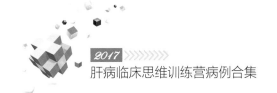

肝内多发占位，考虑血管瘤，肝脾肿大，腹水。诊断考虑"肝功能异常原因待查"，需进一步检查协助明确诊断。

【进一步检查及治疗】弥散性血管内凝血（DIC）、淋巴细胞亚群分析、肝炎标记物和 EBV、CMV、肿瘤标志物检测结果如表 2-2 至 2-5 所示。

表 2-2　DIC 结果（2016 年 10 月 25 日）

检查项目	结果
国际标准化比率	1.07
PT	12.1 秒
部分凝血活酶时间	30.6 秒
凝血酶时间	19.7 秒
纤维蛋白原定量	2.881 g/L
D- 二聚体	1.44 mg/L ↑
纤维蛋白原降解产物	4 μg/ml

表 2-3　淋巴细胞亚群六项（2016 年 10 月 25 日）

检查项目	结果
淋巴细胞群	13.54%
CD3$^+$	76.86% ↑
CD4$^+$	32.82%
CD8$^+$	35.58% ↑
NK$^+$	6.57%
CD19$^+$	14.21%
CD4/CD8	0.92 ↓

表 2-4　肝炎标志物和 EBV、CMV 检测

检查项目	结果	检查项目	结果	检查项目	结果
HAV-IgM	（—）	Anti-HCV	（—）	EBV 衣壳抗体 IgA	（—）
HBsAg	（—）	HBeAb	（—）	EBV 衣壳抗体 IgG	（—）

续表

检查项目	结果	检查项目	结果	检查项目	结果
HBsAb	（＋）	HBcAb	（＋）	巨细胞病毒 DNA 定性检测	（－）
HBeAg	（－）	HBV-DNA	（－）	EBV 衣壳抗体 IgM	（－）
HDV-IgM	（－）	HEV-IgM	（－）	EBV-DNA	（－）

表 2-5 肿瘤标志物

检查项目	结果
CEA	1.52 μg/L
CA125	98.09 U/ml ↑
CA19-9	＜ 37.00 U/ml
CA15-3	＜ 35.00 U/ml
AFP	2.91 μg/L

自身抗体检查结果：ANA、ENA 抗体谱、双链 DNA 定量、抗中性粒细胞浆抗体、抗线粒体抗体分型、肝抗原抗体谱、抗平滑肌抗体均为阴性。免疫球蛋白 G4：0.141 g/L（在正常范围内）。B 超：肝肿大，脾肿大。左肾囊肿。胆囊、胰腺、右肾未见明显异常。门静脉、脾静脉未见明显异常。后腹膜大血管周围未见明显异常肿大淋巴结。腹腔目前未见明显积液。上腹部 CT 增强：脂肪肝；肝内多发海绵状血管瘤；肝右后叶下缘可疑占位，建议行 MRI；后腹膜多发小淋巴结；双肾小囊肿，左肾一枚复杂囊肿。

PET-CT 结果显示（图 2-2）：①肝脏肿大伴氟代脱氧葡萄糖（FDG）代谢不均匀，考虑良性，建议随访；脾大。②乙状结肠局灶性 FDG 代谢增高灶，延迟显像位置及形态未见明显改变，标准摄取值（SUV）最大值升高，建议肠镜检查，余全身（包括脑）未见 FDG 代谢异常增高灶。③双上肺局灶性肺气肿，左下肺良性结节可能性大，建议随访。④双层基底节腔梗灶，左侧甲状腺结节未见 FDG 代谢异常增高，考虑为良性，建议随访。⑤脂肪肝，结肠炎。⑥左肾下极低密度灶，未见 FDG 代谢异常增高，考虑为良性（囊肿可能性大），建议随访。⑦右侧肩锁关节炎，颈、胸、腰椎体退行性改变。骨髓涂片未见血液系统恶性肿瘤依据。骨髓活检示 10 余个髓腔，其中 2 个髓腔造血细胞各占 30% 左右，其余髓腔造血细胞几乎无，巨核细胞偶见，各系造血细胞未见明显异常。网状染色（－）。免疫酶标结果：CD3（－）、Lyso（散在＋）、EMA（－）、CD34（－）、L26（－）、CD79（－）、KP-1（散在＋）、LCA（散在＋）、CD2（－）、CD5（－）、CD23（－）、CD43（－）、CD117（－）、CD138（少量散在＋）、K（－）、λ（－）、MPO（散在＋）、TdT（－）、CD1a（－）、cyclinD1（－）。

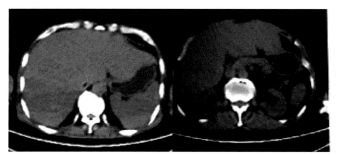
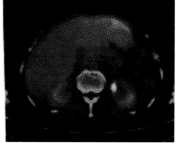

图 2-2　PET-CT 检查结果

第二次临床讨论：分析检查结果，并最终给出诊断

激素、甲状腺功能检查如表 2-6、表 2-7 所示。

表 2-6　激素检查

检查项目	结果	检查项目	结果
雌二醇	716.8 pmol/L	泌乳素	13.24 ng/ml
黄体酮	2.04 nmol/L	皮质醇	18.45 nmol/L
黄体生成素	6.27 mU/ml	脱氢异雄酮	0.81 µmol/L ↓
卵泡刺激素	3.04 U/L	绒毛膜促性腺激素	＜ 0.132 mIU/ml
睾酮	4.05 nmol/L ↓	生长激素（GH）	5.5 mU/l
促肾上腺皮质激素 (ACTH)	53 pg/ml ↑	－	－

表 2-7 甲状腺功能检查

检查项目	结果
促甲状腺激素	4.39 mIU/L
甲状腺素	59.5 nmol/L
游离甲状腺素	14.02 pmol/L
三碘甲状腺原氨酸	< 0.84 nmol/L ↓
游离三碘甲状腺原氨酸	2.54 pmol/L ↓
T_3 摄取率	43.8%

【分析】可能的诊断包括自身免疫性肝炎、遗传代谢性肝病、药物性肝病、原发性胆汁性肝硬化、原发性硬化性胆管炎、胆道系统肿瘤、胰头壶腹部肿瘤、血液系统疾病。血清免疫固定电泳：单克隆免疫球蛋白。发现 IgG-kappa。肌电图：多发性周围神经病之电生理表现，以上肢感觉神经轴索损害为主。

【出院诊断】①POEMS综合征（周围神经病变、肝脾肿大、性腺激素异常、IgG-kappa单克隆球蛋白阳性）；②脂肪肝；③肝囊肿；④肝脏海绵状血管瘤；⑤脾肿大；⑥单纯性肾囊肿。

【治疗及转归】患者 12 月 7 日转至血液科进一步诊疗，行肠镜未见异常。2016 年 12 月 9 日给予亚砷酸 10 mg（第 1 天、第 7 ~ 8 天）+ 硼替佐米 2.5 mg（第 1 天）+ 地塞米松 40 mg（第 1 ~ 2 天、第 7 天，第 14 天）+VP16 100 mg（第 1 ~ 3 天）+ 顺铂 20 mg（第 1 ~ 4 天）。2016 年 12 月 15 日起口服来那度胺 10 mg qd 维持。随后肝功能检查见表 2-8 所示。

2016 年 12 月 25 日患者出现急性肾功能损伤，肌酐升至 297 μmol/L；2017 年 1 月 10 日死于多器官功能衰竭。

表 2-8　肝功能检查结果

日期	ALT（U/L）	AST（U/L）	TBIL（μmol/L）	DBIL（μmol/L）	ALP（U/L）	GGT（U/L）
12 月 8 日	22	74	252	225	290	65
12 月 14 日	39	69	253	223	228	60
12 月 19 日	78	73	308	265	221	71
12 月 23 日	59	59	335	294	266	55

三、诊疗体会

POEMS 综合征指多发性周围神经病（polyradiculoneuropathy，P）、脏器肿大（organomegaly，O）、内分泌改变（endocrinopathy，E）、M 蛋白血症（monoclonal protein，M）、皮肤改变（skin changes，S）。

1984 年 Nakanishi 总结的疾病特点为诊断标准：①多发周围神经病；②肝、脾、淋巴结肿大；③内分泌改变：男性乳腺增生、勃起功能障碍，女性闭经，糖耐量试验异常和甲状腺功能低下；④异常球蛋白血症（骨髓瘤、髓外浆细胞瘤、M 蛋白、多克隆球蛋白异常）；⑤皮肤改变：皮肤增厚、色素沉着、多毛；⑥全身性水肿（肢体水肿、胸腔或腹腔积液）；⑦视乳头水肿、脑脊液蛋白增高。符合包括①、④在内的 3 项或以上即可。

POEMS 综合征以周围神经病变起病就诊多见，以肝功能异常起病并不多见。肝功能异常以 ALP、GGT 升高为主，应行 B 超检查。如有胆管扩张，进一步行磁共振胰胆管造影（MRCP）/内镜下逆行性胰胆管造影术（ERCP）等检查；如无胆管扩张，筛查 AMA 等自身免疫指标，自身抗体阴性者可行肝活检协助明确诊断。该患者有肝脏多发海绵状血管瘤，肝活检检查存在较大的风险，因此未行肝活检。单克隆球蛋白常与多发性骨髓瘤和淋巴瘤相关，该患者 PET 及骨活检均无此方面依据，类似患者需长期随访。

反复转氨酶升高查因

江苏省人民医院　蔡洁

一、病例基本信息

【主诉】患者，男，64岁，"反复转氨酶升高2年，加重伴尿色加深10天"于2016年10月22日入院。

【现病史】患者2年前（2014年）体检发现转氨酶升高，ALT 232.3 U/L、AST 103.6 U/L、TBIL 21.8 μmol/L、DBIL 7.1 μmol/L、IBIL 14.7 μmol/L。服用多烯磷脂酰胆碱、茵栀黄，4个月后转氨酶恢复正常。1年前（2015年9月）服用中药（具体不详），2015年9月22日复查ALT 250 U/L、AST 270 U/L、TBIL 28.3 μmol/L、DBIL 11.1 μmol/L。外周血示：HBsAb（＋），HBcAb（＋）。在外院住院，给予保肝、退黄等治疗，转氨酶明显下降。出院后持续口服双环醇，2016年2月复查转氨酶正常，遂停药。

5个月前（2016年5月26日）查生化：ALT 455 U/L、AST 191 U/L、TBIL 42.2 μmol/L、DBIL 15.3 μmol/L，于2016年5月27日至江苏省人民医院住院治疗。甲型病毒性肝炎（HAV）、丙型病毒性肝炎（HCV）、丁型病毒性肝炎（HDV）、戊型病毒性肝炎（HEV）指标阴性，EBV-DNA、CMV-DNA阴性，HBsAb（＋），HBcAb（＋）；抗核抗体（ANA）均质型滴度为1∶320，自身免疫性肝炎六项及原发性胆汁性肝硬化三项均阴性，建议肝穿刺，患者拒绝。诊断为自身免疫性肝病可能，给予护肝降酶、改善微循环、补液等治

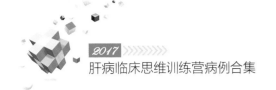

疗好转出院。

2个月前(2016年8月30日)患者因转氨酶再次升高入院,查体:全腹软,无压痛及反跳痛,腹部未及包块,肝肋下未及,脾肋下3 cm,Murphy 征(—),肝肾区无叩击痛。肝功能:ALT 111.5 U/L、AST 398.3 U/L、TBIL 115.5 μmol/L、DBIL 80.5 μmol/L、总胆汁酸 225.8 μmol/L、视黄醇结合蛋白 10.0 mg/L、白球比 0.9、IBIL 35.0 μmol/L。ANA 滴度 > 1 : 3200,风湿三项、抗心磷脂抗体、原发性胆汁性肝硬化三项无明显异常。患者仍拒绝肝穿刺,治疗好转后出院。

【既往史】1994年有肺结核史,给予正规抗结核治疗后治愈。甲状腺功能亢进史 20 年,服用甲巯咪唑治疗 2 年后甲状腺功能正常给予停药。高血脂史 7 ~ 8 年,2014 年发现肝损害,之前口服绞股蓝降血脂 1 个月;前列腺增生史 4 ~ 5 年;慢性肠炎史多年。过敏性皮炎史 4 ~ 5 年。10 余年前行"双侧扁桃体切除术"。中耳炎、耳膜穿孔史 20 余年。5 年前在本院行"胆囊切除术"。2016 年 7 月 19 日因胸椎粉碎性骨折在全麻下手术。否认乙肝、伤寒等其他传染病史。

【个人史及家族史】有莫西沙星、头孢类药物过敏史。无输血史。无饮酒史。否认高血压、冠心病、糖尿病、肾病病史。否认家族成员 HBsAg 阳性病史。

【入院后查体】体温 37.0 ℃,脉搏 83 次 / 分,呼吸 18 次 / 分,血压 146/82 mmHg。全身皮肤、巩膜无黄染,无肝掌及蜘蛛痣。腹壁未见腹壁静脉曲张,无压痛及反跳痛,肝、脾肋下未触及,Murphy 征阴性,移动性浊音阴性,肠鸣音正常。双下肢无凹性水肿。

【入院诊断】①肝功能异常。②过敏性皮炎。③慢性肠炎。④前列腺增生。

【入院后检查】肝功能:ALT 453.9 U/L、AST 292.6 U/L、LDH 253 U/L、GGT 105.7 U/L、ALP 191.3 U/L、TBIL 38.2 μmol/L、DBIL 20.3 μmol/L、总胆汁酸 143.1 μmol/L、白蛋白 36.4 g/L、甘油三酯 2.34 mmol/L;ANA 组套:ANA 均质性 ANA 滴度 > 1 : 3200;免疫五项:IgA 4.76 g/L、IgG 25.20 g/L、IgM 1.59 g/L、

C3 0.757 g/L、C4 0.112 g/L；抗双链 DNA 测定（免疫印迹法）弱阳性。

上腹部 CT 平扫 + 增强（图 2-3）：肝脏大小正常，各叶比例在正常范围内，外形轮廓规整，肝脏可见两个小圆形高密度灶。肝内外胆管未见扩张及结石。胆囊无增大，壁不厚，其内未见异常密度影。脾脏增大，胰腺大小、形态及密度未见异常。左肾盂可见小结石影，双侧肾上腺未见异常。腹腔内未见积液。腹膜后未见肿大淋巴结。

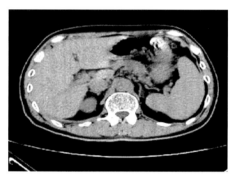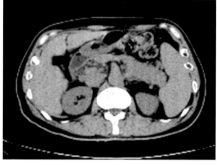

图 2-3　上腹部平扫 + 增强

二、临床讨论

根据患者的病史、体征、实验室检查，该患者出现肝损害的原因？

【分析】患者老年男性，反复转氨酶升高病史 2 年，伴有间断轻到中度黄疸。有高血脂病史。病程中有中药服用史，具体不详，反复保肝治疗都能好转。

病程中出现 ANA 滴度 > 1 : 3200。患者有服用药物病史，故需要考虑有无药物性肝损伤。但患者 ANA 明显升高，需注意免疫性肝病可能，如自身免疫性肝炎、原发性胆汁性肝硬化、原发性硬化性胆管炎等可能。但患者既往相关指标阴性，仍然建议患者肝穿刺检查。

【进一步检查】肝穿刺（图 2-4）：肝组织示肝细胞轻度水肿变性，小灶点状坏死，汇管区轻度纤维组织增生伴多量慢性炎细胞浸润。肝细胞：

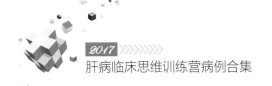

HBcAg（－）、HBsAg（－）、IgG4（－）。

再次上腹部CT读片（图2-5）：胰腺尾部肿大，免疫性胰腺炎？胰腺肿瘤？IgG明显升高，查外周血IgG4 14 g/L。胰腺穿刺（图2-6）：胰腺未见恶性肿瘤细胞，见少量腺上皮细胞及血液成分。胰腺穿刺物：血性渗出中见破碎条索样胰腺组织，间质纤维组织增生、炎细胞浸润。胰腺穿刺物：浆细胞示IgG4（＋）（＞10个/HPF）。

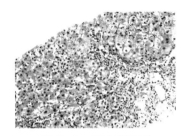

图2-4　肝穿刺活检

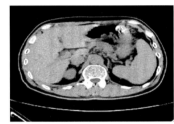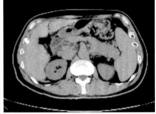

图2-5　上腹部CT检查

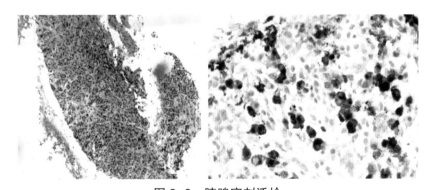

图2-6　胰腺穿刺活检

【最终诊断】①IgG4相关性疾病。②免疫性胰腺炎。

【治疗措施】甲泼尼龙30 mg po qd，结合保肝治疗，肝功能很快缓解，IgG4逐渐降至正常。每1～2周激素减量4 mg，减至2片时，出现过敏性皮疹，皮肤科激素增至60 mg多免疫抑制剂治疗，后皮疹逐渐有所缓解，期间皮肤活检IgG4染色（－）。外周血IgG4始终正常，肝功能始终正常。目前略有皮疹，激素再次逐渐减至2片qd维持。

三、诊疗体会

IgG4 相关性疾病（IgG4-RD）是一种免疫介导的炎症伴纤维化疾病，可影响多个器官，受累脏器可出现肿瘤样病变甚至衰竭。该病最常受累的器官包括胰腺、肝胆系统、唾液腺（颌下腺、腮腺）、泪腺、腹膜后腔和淋巴结。急性期可有右上腹疼痛、肝肿大、腹水、黄疸的典型表现。血清 IgG4 升高是诊断 IgG4-RD 的重要指标，也是该病的诊断标准之一。研究表明，血清 IgG4 升高与受累器官数量呈正相关。CT、PET、MRI、MR 胆管胰造影术和内窥镜超声等是经常用于评价 IgG4-RD 的影像学检查方法。组织病理学诊断应依据 IgG4-RD 综合诊断标准：①大量淋巴细胞和浆细胞浸润伴纤维化；②组织中浸润的 IgG4 + 浆细胞与 IgG + 浆细胞比值 > 40%，且每高倍镜视野下 IgG4 + 浆细胞 > 10 个。

该患者为老年男性，反复肝功能损害，有中药服用史，外周血提示病毒学指标阴性，ANA 阳性且滴度随病情发展而升高，其余免疫性肝病抗体阴性。药物性肝损害也不能完全排除。建议患者肝穿刺检查，但患者顾虑重重。行上腹部 CT 检查，第一次报告未提示特殊异常。最终患者同意肝穿刺，但病理未能明确肝损原因，IgG4 染色（－）。外周血 IgG 明显升高。在此基础上，再次 CT 读片，发现患者胰腺尾部似乎肿大。外科读片，建议穿刺除外胰腺肿瘤。联系病理行胰腺病理 IgG4 染色，结果阳性，最终诊断为 IgG4-RD、免疫性胰腺炎。

体检发现血小板减少17年，乏力2个月查因

杭州师范大学附属医院　王洁

一、病例基本信息

【主诉】患者，男，36岁，教师，因"体检发现血小板减少17年，乏力2个月"于2016年8月9日入院。

【病史介绍】患者17年前体检时发现血小板减少，脾脏轻度肿大，无其他不适，未予重视，未定期体检。2个月前，患者劳累后出现乏力，牙龈出血。1个月前至浙江大学附属第一医院血液科就诊，查血常规：WBC 2.2 × 10^9/L ↓，Neu% 49.6% ↓，Hb 153 g/L，PLT 42 × 10^9/L ↓；凝血：PT 14.6 s ↑，APTT 40.9 s ↑，INR 1.27 ↑；生化：总胆红素（TB）36 μmol/L ↑，直接胆红素（DB）23 μmol/L ↑，总蛋白（TP）70.9 g/L，ALB 48.6 g/L，ALT 36 U/L，AST 33 U/L，GGT 20 U/L；乙肝三系：HBsAb 28 mIU/ml ↑；腹部B超：肝实质回声增粗，脾肿大（门静脉内径正常范围、脾厚6.8 cm）；胸腹部CT：肝硬化、脾大、门静脉高压；骨髓常规：增生性骨髓象，未见明显病态造血现象；巨核细胞增多。当时诊断为血二系减少（脾功能亢进）及肝硬化、门静脉高压、脾大，但患者未进一步治疗。

10天前患者再次至杭州市第一人民医院门诊行相关检查后诊断为肝硬

化、脾功能亢进，未进一步就诊，今至我院以"肝硬化、脾功能亢进"收治入院。患者自病以来，神清，精神可，胃纳、睡眠一般，小便黄、大便无殊，体重明显减轻。

【既往史】过去体质良好，无特殊病史。

【个人史】否认疫区居留史，否认冶游史。否认嗜烟、嗜酒史。否认毒物及放射性物质接触史。

【家族史】父亲死于肝硬化。母亲和兄弟姐妹均体健。

【入院后查体】生命体征平稳。神清，精神可，皮肤巩膜无黄染，未见肝掌、蜘蛛痣，浅表淋巴结未触及肿大。心肺无异常。腹平软，全腹无压痛、反跳痛，肝肋下未及，脾肋下 4 指，质中，Murphy 征阴性，肝区无叩痛，移动性浊音阴性，肠鸣音 3 次 / 分，未闻及血管杂音。双下肢无水肿，神经系统检查无异常。

二、临床讨论

第一次临床讨论：患者初步考虑？进一步处理？

【病史特点】青壮年男性，慢性病程，乏力，脾大；血常规提示二系减低；肝功能异常不显著，凝血功能轻度异常；影像学检查提示肝硬化，脾大，门静脉高压；无病毒性肝炎、自身免疫性肝病、酒精性肝病、非酒精性脂肪肝、药物性肝病的依据。

【辅助检查】血常规：WBC 1.92×10^9/L ↓、Neu% 57.8%、Hb 148 g/L、PLT 36×10^9/L ↓、RET 1.44%；生化：TB 36 μmol/L ↑、DB 9.6 μmol/L ↑、TP 65.9 g/L、ALB 41.5 g/L，ALT 66 U/L ↑、AST 49 U/L ↑、Fe 8.1 μmol/L ↓；凝血：PT 14.4 s ↑、APTT 38.1 s ↑、INR 1.34 ↑；肝炎病毒：HBsAb 34 mIU/ml ↑。甲状腺功能、肿瘤筛查、风湿检验、自身免疫性肝病抗体、自身抗体、抗中性粒细胞胞浆抗体均阴性；肝纤维化：透明质酸 115.63 ng/ml ↑、Ⅳ型胶原

62.46 ng/ml ↑；Ⅲ型前胶原氨基端肽 53.6 ng/ml ↑；铜蓝蛋白 0.27 g/L（参考值：0.22 ～ 0.58 g/L）；转铁蛋白 1.74 g/L ↓（参考值：2.02 ～ 3.36 g/L）；铁蛋白 150 ng/ml；24 小时尿铜检测 19.6 μg/24h（参考值：15 ～ 60μg/24h）；FibroScan：CAP 264 dB/m，E 7.9 kPa，FibroTouch：CAP 219 dB/m，E 9.1 kPa。

肝、胆、脾、胰、双肾及腹腔 B 超（图 3-1）：肝硬化，肝内中高回声团，提示硬化结节可能，脾肿大（厚 6.4 cm，长径约 18.6 cm），肝门静脉（1.6 cm/1.4 cm）、脾门静脉增宽（1.4 cm），胆囊壁毛糙。上腹部 MRI 平扫＋增强（图 3-2）：巨脾，肝右叶病灶、小囊肿？胃镜结果（图 3-3）：浅表性萎缩性胃炎，食管静脉轻度曲张。

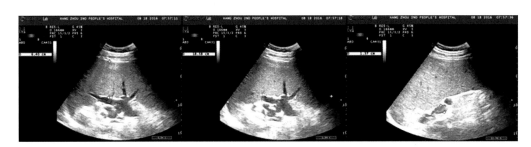

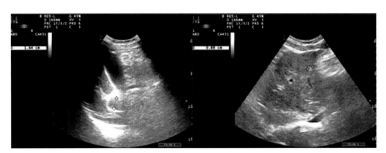

图 3-1　肝、胆、脾、胰、双肾、腹腔 B 超检查

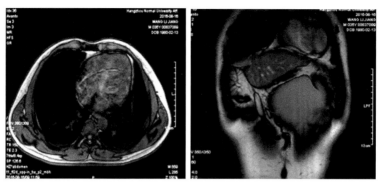

图 3-2　上腹部 MRI 平扫 + 增强

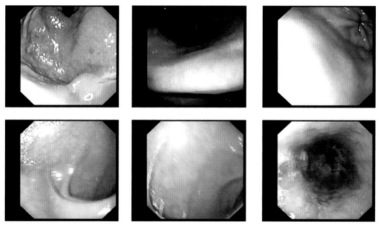

图 3-3　胃镜检查

第二次临床讨论：最可能考虑？进一步处理？

【鉴别诊断】门静脉高压：需考虑：①病毒性肝炎？②酒精性肝硬化？③自身免疫性肝硬化？④药物性肝硬化？⑤代谢性肝硬化？⑥肝静脉回流受阻性肝硬化？⑦胆汁淤积性肝硬化？⑧隐源性肝硬化？

【进一步检查】介入科行 CT 引导下经皮肝脏穿刺术。常规病理显示（图3-4）：镜下送检肝组织一条，长 2.2 cm，内见 5 个汇管区，肝小叶结构保留，小叶内肝细胞轻微点灶状坏死，肝细胞脂肪变性约占 3%，局部可见糖原核，汇管区稍扩大，可见中等大汇管区小叶间静脉壁增厚，平滑肌增生，局部中央静脉壁亦增厚、纤维化。病理结果：肝脏血管病变，非硬化性门静脉高压

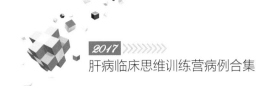
症（特发性门静脉高压症）首先考虑。

上腹部 CT 平扫＋增强（肝穿刺后）（图 3-5）：肝硬化，巨脾，肝右叶小囊肿，门静脉高压迂曲，肝右叶下部包膜区金属影。肝豆状核变性基因检测（ATP7B 全外显子测序）：未发现与肝豆状核变性相关的遗传性致病突变。

【最终诊断】①特发性门静脉高压症。②脾功能亢进。

【治疗及转归】给予降门静脉压、抗纤维化等治疗，好转出院。定期随访病情稳定。

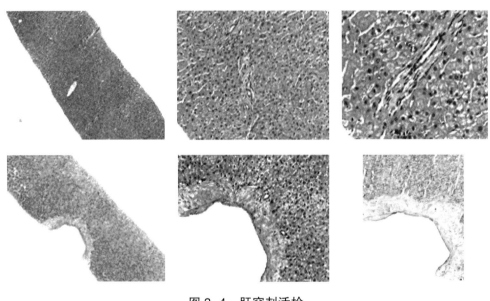

图 3-4　肝穿刺活检

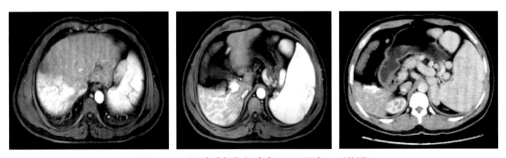

图 3-5　肝穿刺后上腹部 CT 平扫＋增强

三、病例小结

非硬化性门静脉高压症：门静脉血流在肝前、肝内或肝后受阻，门静脉压力超过 10 mmHg 称门静脉高压（portal hypertension，PHT）。肝硬化占 PHT 病因的 80% 以上。门静脉阻力增加可位于肝前（门静脉或脾静脉）、肝内（窦前、肝窦或窦后）和肝后（肝静脉及下腔静脉阻塞）。由各种非肝硬化原因所致的门静脉高压统称为非硬化性门静脉高压症（non-cirrhotic portal hypertension，NCPH），起源于肝内外血管，最终导致门静脉高压综合征，包括特发性门静脉高压（idiopathic portal hypertension，IPH）、肝外门静脉血管阻塞（EHPVO）、先天性肝纤维化（CHF）、肝窦阻塞综合征（SOS/VOD）、肝结节再生性增生（NRH）、肝脏血吸虫病、布加氏综合征等。与肝硬化相比，NCPH 预后良好，表现为反复的静脉曲张出血、脾大伴或不伴脾功能亢进、腹水；黄疸、肝性脑病、肝肺或肝肾综合征等较少见，肝功能一般接近正常。发病率较高的是 IPH，其次是 EHPVO。

特发性门静脉高压又称为特发性非肝硬化性肝内门静脉高压（INCPH）、不明原因的门静脉高压、班替氏综合征、良性肝内门静脉高压等。日本及印度发病率较高，我国发病较少。IPH 是原因不明的疾病，特点为脾大、贫血和门静脉高压，无肝硬化、血液系统疾病、寄生虫，无肝静脉和门静脉阻塞，无肝腺瘤病、先天性肝纤维化和其他已知疾病。慢性感染、药物、毒物、血栓、免疫、遗传因素等均可导致。IPH 的诊断标准：①不明原因的脾大、贫血、门静脉高压，可除外肝硬化、血液疾病、肝胆系统的寄生虫病、肝静脉阻塞、门静脉阻塞及先天性肝纤维化等；② 1 种以上血细胞成分减少；③肝功能正常或接近正常；④内镜或 X 线证实有上消化道静脉曲张；⑤ B 超、CT 示肝表面呈非肝硬化表现，脾肿大；⑥肝静脉楔压正常或升高，门静脉压力 > 20 mmHg；⑦肝活组织检查显示门静脉纤维化，但无肝硬化。

胃肠道出血及脾功能亢进治疗是 IPH 治疗的关键。前者是 IPH 主要死因，治疗方法包括内镜下治疗、介入治疗及手术治疗。2010 年萨林（Sarin）等研

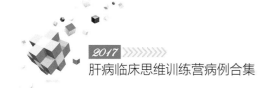

究发现内镜下套扎与口服 β 受体阻滞剂在预防静脉曲张再出血方面并无显著差异，但仍需进一步研究。针对脾功能亢进的治疗措施包括外科脾切除术及介入性部分脾栓塞术。当疾病发展至终末期时可选择肝移植。IPH 患者具有良好的肝脏储备功能，较少发生失代偿期并发症及肝衰竭，预后较肝硬化好，从出现临床表现开始，患者平均生存期为 25 年。只要能够有效控制出血，患者预后一般很好，5 年生存率可高达 100%。

右上腹痛伴发热 1 月余查因

昆明医科大学第一附属医院　张艳梅

一、病例基本信息

【主诉】患者，男，25 岁，昆明市晋宁县人，未婚，职员。因"右上腹痛伴发热 1 月余"于 2010 年 10 月 26 日入院。

【现病史】患者 1 个多月前无明显诱因出现右上腹持续性钝痛，无牵涉痛，无明显规律，伴持续发热，体温 38 ~ 39℃，无眼黄、皮肤黄染、呕吐、腹泻、头痛、昏迷、抽搐等不适。到当地县医院就诊，查血常规：WBC 18.6×10^9/L、Neu% 88%、嗜酸性粒细胞百分比（EO%）1.3%、Hb 120 g/L、PLT 145×10^9/L、AFP 14.2 ng/ml；B 超：肝右叶片状低回声区。考虑感染，给予"头孢他啶和替硝唑"静滴 1 周，患者感腹痛无改善，体温未下降。患者近 1 个月来精神、饮食可，睡眠差，大小便正常，体重下降 3 kg。

【既往史、个人史、婚育史及家族史】既往健康，无急慢性传染病史，无药物过敏史，无外伤、手术史。患者为公司职员，工作压力大，经常加班；有吸烟史，每日 1 包香烟，偶尔饮酒；否认其他不良嗜好。未婚，未育。父母健康，有一个哥哥，健康。否认家族遗传及传染病史。

【流行病学资料】近半年内经常到牧区出差，吃过"生肉"，家中未饲养动物。

【入院后查体】神清，一般情况可，体温 38.5℃、脉搏 90 次 / 分、呼吸

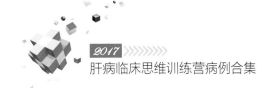

18 次 / 分、血压 118/78 mmHg；无黄疸，无皮疹、肝掌及蜘蛛痣，无皮下结节，全身浅表淋巴结未触及，心肺体检无异常发现，腹部视诊无特殊，腹软，全腹无压痛和反跳痛。肝脏肋下 1.5 cm，剑下 2 cm，质韧，表面光滑，有触痛，肝区有叩痛，移动性浊音阴性，肠鸣音正常，双下肢无水肿。中枢神经系统检查无异常发现。

【入院诊断】肝脏占位性质待查（感染灶可能）。

【入院后检查】血常规：WBC 16.2×10⁹/L、Neu% 85%、淋巴细胞百分比 8.7%、EO% 1.3%、Hb 110 g/L、PLT 231×10⁹/L；肝功能：ALT 102 U/L、AST 93 U/L、TB 15 μmol/L、ALB 38 g/L、GLB 25 g/L、GGT 82 U/L、ALP 35U/L；感染相关蛋白：CRP 32 mg/L、PCT 0.62 ng/ml；尿常规正常，粪便常规正常，未检出寄生虫及虫卵；肝炎病原学：HAV-IgG 阳性、HAV-IgM 阴性、HBsAg 阴性、HBsAb 阳性、HBeAg 阴性、HBeAb 阴性、HBcAb 阴性、抗 HCV 阴性、抗 HEV 阴性；AFP：13.8 ng/ml；血培养（需氧、厌氧）均阴性。胸部 CT：未见异常。B 超（图 3-6）：肝右叶见实质、内部回声不均的包块约 6 cm×7 cm，与周围组织分界尚清，内部血供丰富，考虑感染灶可能。上腹部 CT（图 3-7）：肝右叶见类圆形低密度灶，与周围组织分界清楚。

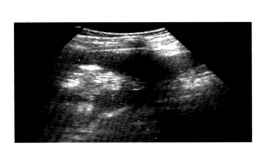

图 3-6　B 超检查

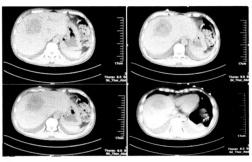

图 3-7　上腹部 CT 检查

二、临床讨论

第一次临床讨论：根据患者的病史、体征、实验室检查，该患者的诊断应考虑为哪些疾病（≤ 3 个）？

【分析】患者为青年男性，因"右上腹痛伴发热 1 月余"入院，无基础肝病，到过牧区，有"吃生肉"史，血常规示白细胞总数及中性粒细胞分类高，感染相关蛋白升高，首先考虑感染，细菌性可能性大，寄生虫感染待排除。患者年轻，无基础肝病，影像学肝脏占位与周围组织分界清楚，AFP 不高，肝癌可能性小。

目前考虑肝脏占位为感染灶可能（细菌性？寄生虫性？），肝脏肿瘤待排除。需完善寄生虫抗体检测、反复粪便检查有无寄生虫及虫卵，排除寄生虫感染；给予强有力的抗菌素治疗，定期复查血常规及肝影像学检查。

【进一步检查和治疗】患者入院后给予头孢哌酮舒巴坦 3.0 g/ 次 静滴 q12h 及奥硝唑 0.5 g/ 次 静滴 q12h，以及对症、支持治疗。2 周后患者体温正常，仍有肝区疼痛，肝脏未缩小。复查 AFP 9.3 ng/ml、CRP 14.3 mg/L、PCT 0.32 ng/ml；血常规：WBC 8.7×10^9/L、Neu% 77%、淋巴细胞百分比 8.6%、EO% 1.5%、Hb 104 g/L、PLT 138×10^9/L；肝功能：ALT 56 U/L、AST 48 U/L、TB 12.3 μmol/L、ALB 32 g/L、GLB 28 g/L、GGT 78 U/L、ALP 45 U/L；反复 5 次查粪便常规正常，未见寄生虫及虫卵，未见阿米巴滋养体及包囊。

云南省疾病控制中心查：旋毛虫、弓形虫、包虫、囊虫、血吸虫、肝吸虫抗体均为阴性。复查 CT（图 3-8）：肝右叶的病灶无明显变化，无液化，无缩小或扩大。

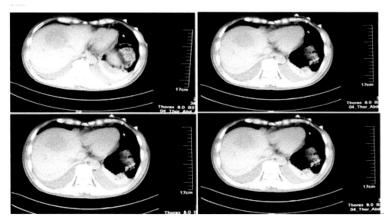

图 3-8　复查 CT

第二次临床讨论：患者经积极抗感染治疗 3 周（入院前 1 周，入院后 2 周），体温及感染相关指标有改善，但肝脏占位未见缩小和液化，下一步应怎样处理？是否可 B 超引导下活检？

【分析】患者为青年男性，因"肝脏占位伴发热"入院，到过牧区，有"吃生肉"史，血常规：白细胞总数及中性粒细胞分类高，嗜酸性粒细胞不高，AFP 不高，经过抗感染治疗后体温正常，血象及 PCT 下降，但肝占位未缩小，也无液化。考虑肝脓肿（细菌性）或肝肿瘤合并感染可能；患者寄生虫抗体阴性，血常规中嗜酸性粒细胞不高，粪便未检出寄生虫及虫卵，肝寄生虫病可能性小；患者年轻，无基础肝病，肝脏占位与周围组织分界清楚，AFP 不高，肝癌可能性小。因患者行 B 超发现肝占位血供丰富，肝穿可能诱发肝占位病变内部出血，暂不考虑肝穿活检。建议患者手术切除或继续抗感染治疗 10 天后再复查肝影像学。

患者选择手术治疗。切除肿块大体标本：类圆形有包膜的肿块，切面呈灰白色鱼肉状。显微镜检查：可见细胞核大、深染的异形细胞，其细胞浆内可见强嗜酸性颗粒，排列呈条索状，被平行的板层状排列的胶质纤维隔开，中央可见星芒状纤维瘢痕。病理诊断（图 3-9）：纤维板层样肝细胞癌。

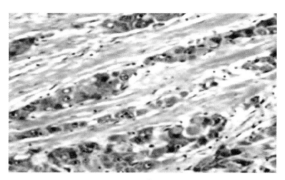

图 3-9　病理结果

【出院诊断】纤维板层样肝细胞癌并感染。

【转归】患者手术后 4 年肝癌复发，生存期为 5 年，死于晚期肝癌，多脏器衰竭。

三、诊疗体会

纤维板层样肝细胞癌（fibrolamellar carci-noma of liver，FLC）是肝细胞癌的一种特殊类型，我国少见，在西方国家的肝癌患者中比例较高。青年人多见，女性发病稍多于男性，血清肝炎标志物阴性，血清 AFP 阴性，不伴肝硬化。肿瘤分化程度好，瘤体内可有钙化灶，生长缓慢，多见于肝左叶，常为单发分叶状病灶，呈膨胀性生长，与周围组织分界清楚。瘤体中央有星状纤维瘢痕向周围放射，瘢痕中央可有斑点状钙化灶，预后较好。对于原因不明、长程抗菌治疗效果欠佳的较大肝脏占位性病变，手术切除是一种很好的治疗手段，术后病理解剖可明确诊断。

呕血背后的故事

——间断呕血查因

兰州大学第二医院　赵睿

一、病例基本信息

【主诉】患者，男，15岁，主因"间断呕血3次"于2016年10月18日入住我院。

【现病史】患者于入院前1年（2015年10月初）无明显诱因呕血1次，量约300 ml，在当地医院就诊，具体资料未提供，主要进行输液治疗（具体治疗不详），后出血停止，以不明原因的呕血出院，出院后未做特殊治疗。

入院前8个月（2016年2月中旬）患者再次无明显诱因呕血1次，量约800 ml，就诊于兰州大学第二医院消化科，查传染病全套阴性，胃镜结果示食管静脉曲张（中度红色征，阴性）、胃底静脉重度曲张（图4-1），此次进行了内镜下组织胶硬化注射治疗，治疗后出血停止，因肝硬化出院，出院后仍未有其他特殊诊治。

本次即第3次于入院前1天（2016年10月17日）无明显诱因再次呕血1次，量约550 ml，此次就诊于兰州大学第二医院肝病科。自发病以来，神清，精神可，饮食欠佳，睡眠一般，小便正常、大便发黑，体重无明显减轻。

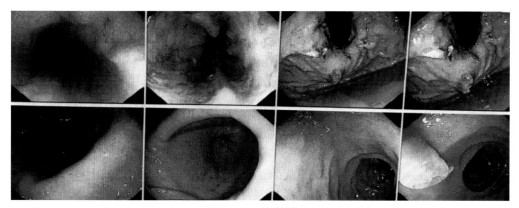

图 4-1 胃镜检查

【入院后查体】神清、精神可，体温 36.9 ℃、脉搏 99 次 / 分、呼吸 19 次 / 分、血压 101/55 mmHg；患者贫血貌，心肺未见明显异常；腹平软，脾左锁骨中线肋下 8 指可触及，质硬，边缘清，未触及结节；全腹无压痛及反跳痛，移动性浊音阴性，肠鸣音 4 次 / 分；神经系统查体无殊。

【入院后检查】血常规：WBC 2.8×10^9/L、中性粒细胞计数（Neu）0.63×10^9/L、淋巴细胞计数（Lym）0.28×10^9/L；RBC 4.3×10^{12}/L、Hb 87 g/L、HCT 0.296 L/L、MCV 68.9 fl、MCH 20.1 pg、MCHC 292 g/L、PLT 37×10^9/L；凝血：PT 87.1%、FIB 2.3 g/L、APTT 50.2 s、D- 二聚体正常；生化：ALT 11 U/L、AST 12 U/L、TBIL 28 μmol/L、DBIL 21.5 μmol/L、IBIL 6.5 μmol/L、ALB 46.5 g/L、ALP 80 U/L、GGT 12 U/L、LDH 130 U/L；电解质及白蛋白、肾功能、血脂、血糖均在正常范围内；免疫球蛋白及血清蛋白电泳均正常。传染病全套阴性，HBsAb 弱阳性。

腹部 CT 平扫 + 增强（图 4-2）：肝脏体积增大，肝裂不宽，左叶增大，肝实质内可见多发管状扩张影，门静脉直径约 12 mm，脾静脉明显增粗，食管周围可见多发致密影，脾脏体积明显增大，增强后未见明显强化灶，右肾实质内多发小囊状未强化灶。

腹部血管 B 超检查：门静脉、脾静脉、下腔静脉、肠系膜上静脉、肾静脉、肝内静脉均未见明显狭窄及血栓形成。

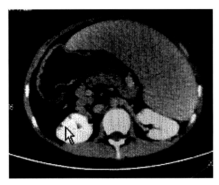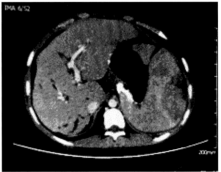

图 4-2 腹部 CT 平扫 + 增强

二、临床讨论

第一次临床讨论：根据患者的病史、体征、实验室检查，患者的初步诊断和处理？

【初步诊断】上消化道出血（呕血）、食道静脉曲张（中度）、胃底静脉重度曲张并破裂出血、脾大、脾功能亢进？门静脉高压症（原因待查）、失血性贫血？

【进一步检查】进一步分析原因，患者为年轻男性，无肝炎病史，但一直有呕血的病史，故需完善相关检查以明确诊断。

（1）排除心源性疾患：心脏彩超（图 4-3）示心内结构未见异常；左室舒张功能正常；肺动脉压正常；心内血流彩超未见异常。

（2）排除血液系统疾病：骨穿（图 4-4）示骨髓象表现为增生活跃，巨核系成熟障碍。

（3）其他：甲状腺功能检查提示正常，肿瘤全项正常，自身抗体均阴性。代谢指标：血清铁 3.9 μmol/L，铁蛋白 13 μg/L，不饱和铁 54.9 μmol/L，总铁结合力 58.8 μmol/L，铜蓝蛋白 0.41 g/L；肥达氏反应及斑点实验均阴性，布鲁氏杆菌及黑热病经地方病研究所检测为阴性。FibroScan：9.7 kPa。ICGR15：8.7%。

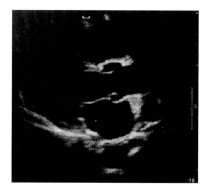
图 4-3　心脏彩超

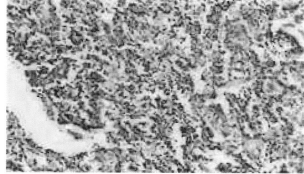
图 4-4　骨髓穿刺病理

【处理】由于患者家属强烈要求手术治疗，为防止再次大出血，请外科会诊后行脾切除＋贲门周围血管离断术。

术中见肝脏、脾脏：肝脏体积较正常肝脏体积略增大，表面红黄相间，肝脏表面有较为明显的淤胆表现；脾脏大小约 40 cm × 30 cm × 20 cm，质地硬，与周围组织有粘连，胃冠状静脉部位、胃后静脉部位及胃左动静脉根部组织及血管呈硬结样改变。病理检查（图 4-5）：①肝实质被纤维间隔所分隔；②纤维间隔内可见小胆管增生；③汇管区门静脉缺如，可见小动脉分支。

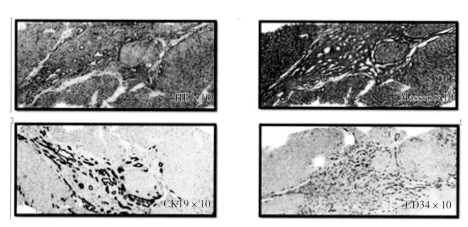
图 4-5　术中取肝脏组织病理检查

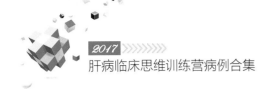

第二次临床讨论：最可能的考虑及处理?

有了上述的检查后，重点是患者门静脉高压的鉴别诊断，慢性肝脏疾病（病毒性肝炎、血吸虫、酒精性肝病、自身免疫性肝病）、代谢性肝病、原发性肝癌、布加氏综合征、自身免疫性肝病及血管炎、肝硬化等均可排除。

再次分析病情：①经多次询问后，得知患者的父母为近亲结婚；②存在反复右上腹疼痛不适及发热史；③患者肝内胆管多发囊状扩张，同时存在多发肾囊肿，对其进行了遗传性肝病基因突变 Panel 筛查，发现患者 *PKHD1* 基因发生突变。该基因突变有助于解释先天性肝纤维化和多囊肾、多囊肝的意义；④ CT 增强及组织病理均提示肝脾肿大，肝内多发囊状胆管扩张，故考虑同时存在先天性肝内胆管囊状扩张症（肝内 Caroli 病）。

三、病例小结

先天性肝纤维化（congenital hepatic fibrosis，CHF）是一种罕见的遗传性先天性畸形，以门管区结缔组织增生、小胆管增生为特点，病程后期一般会导致门静脉高压症，50% 的患者可因消化道大出血而死亡。本病属常染色体隐性遗传性疾病，近亲结婚者的子女可增加患本病的机会，常存在与多囊肾同源的 *PKHD1* 基因突变。CHF 分为四型：门静脉高压型、胆管炎型、门静脉高压合并胆管炎型（合并肝内 Caroli）和无症状型。

CHF 的临床表现：出现症状较早，一般主要症状为呕血、便血、肝脾区不适或胀痛、贫血、腹腔积液、胆管感染伴发热、黄疸等。如合并多囊肾的患者，可能会出现尿毒症。一般不并发肝性脑病及肝功能衰竭。

CHF 门静脉高压的形成原因归纳：①门静脉发育异常，肝动脉伴行的门静脉分支常缺乏，即门静脉分支数量减少，门静脉阻力增加；②纤维间隔致密，挤压门静脉分支；③胶原纤维合成逐渐增加。

【最后诊断】先天性肝纤维化、门静脉高压症、上消化道出血、脾切术后、贲门周围血管离断术后、肝内 Caroli 病、肾囊肿（多发）。

【治疗及转归】CHF 目前无根治方法，治疗只需要处理其并发症。该患者先采取胃底静脉曲张硬化剂治疗，随后采用脾脏切除术，术后 1 个月 WBC 升至 4.6×10^9/L，Hb 126 g/L，PLT 升至 80×10^9/L，至 2017 年 2 月随访未再呕血；并给予口服抗生素和熊去氧胆酸胶囊 1 粒 po tid 治疗，随访期间腹痛及发热症状有所好转，肝功能基本正常。对 CHF 伴发无症状的静止型 Caroli 病，一般不主张行胆道探查术。近年来，可选择肝移植治疗本病。

四、诊疗体会

肝纤维化与肝硬化的主要区别如下：

（1）肝纤维化是病情学上的概念，而肝硬化则是一种慢性疾病的临床名称，有明确的诊断标准。

（2）肝纤维化是由肝脏内弥漫性细胞外基质过度沉积而引起的；而肝硬化则是过度纤维化使肝脏萎缩变硬而引起的。

（3）肝纤维化是向肝硬化过度的阶段，病情较轻，可逆转。

腹痛、腹胀、双下肢水肿查因

四川大学华西医院　杜凌遥

一、病例基本信息

【主诉】患者，男，33岁，因"反复腹胀、腹痛8年，双下肢凹陷性水肿5月余"于2016年6月25日入院。

【现病史】8年前，患者自觉腹胀伴左上腹隐痛，在当地医院诊断"脾大、脾静脉血栓、门静脉海绵样变"，介入溶栓治疗后出院，这期间未再复诊。

6个月前，患者体检发现小便常规异常："隐血（＋＋），蛋白（＋）"。不伴腰痛、腹痛，不伴尿频、尿急、尿痛，无颜面水肿、双下肢水肿，未予重视及诊治。

5个月前，患者无明显诱因出现双下肢胫前凹陷性水肿，晨起消退，仍未诊治。

3个月前，患者受凉后出现高热（39.5℃），伴畏寒、寒战，不伴恶心、呕吐，就诊于当地诊所，肌注退烧药后，体温降至正常。次日再次发热（39.6℃），伴肉眼血尿，双下肢凹陷性水肿，遂就诊于当地医院。查尿常规：红细胞25 000个/μl，蛋白（＋），细菌（＋）；尿培养阴性。诊断为"尿路感染"，给予头孢类抗菌素抗感染及对症治疗后好转出院。

2个月前患者再次出现双下肢凹陷性水肿，就诊于市级中医医院，入院后检查：大便隐血（＋），尿常规示：蛋白（＋），RBC 1761个/μl，WBC 14.7个/μl，细菌 4120 个 /μl；24 小时尿蛋白：690.2 mg/24h（参考值：0 ～ 141 mg/24h）；尿蛋白电泳：微白蛋白 275 mg/L（参考值：0 ～ 19 mg/L）；血常规：PLT 84×10^9/L、WBC 2.13×10^9/L、Neu 1.45×10^9/L、Lym 0.34×10^9/L、Hb 109 g/L；血生化：TP 59.8 g/L、ALB 36.2 g/L、CHE 4191 U/L、TBA 15.8 U/L、TBIL 40.3 U/L、IBIL 25 U/L、DBIL 15.3 U/L；凝血功能：PT 20.9 s（参考值：11.0 ～ 14.3 s）、APTT 44.5 s（参考值：31.5 ～ 43.5 s）、FIB 1.51 g/L（参考值：2.0 ～ 4.0 g/L）；ANA：1 ∶ 100；腹部 B 超：肝实质回声欠均匀，巨脾，腹腔少量积液；腹部 CT 增强加三维重建：肝硬化、巨脾、腹水、门静脉高压，食管胃底、脾区、左肾区侧支循环开放；HAV、HBV、HCV、HDV、HEV 血清学检查阴性，甲状腺功能、心电图均未见异常。市级中医医院诊断为"慢性肾小球肾炎、巨脾、脾功能亢进、肝硬化失代偿、门静脉高压、食管下段胃底静脉曲张、腹腔积液"，给予活血化瘀、保肝降酶、利尿、抽腹水等对症治疗。患者为求进一步明确病因至我院就诊。

【既往史】无特殊，否认肝炎、结核或其他传染病史，否认过敏史，否认饮酒史，否认滥用药物史，否认其他手术史，否认输血史。否认高血压、糖尿病、慢性肾病等家族史，家族中无类似疾病患者。

【入院查体】体温 37.0 ℃、脉搏 78 次 / 分、呼吸 19 次 / 分，血压 126/75 mmHg。慢性病容，全身皮肤、巩膜无黄染，无肝掌及蜘蛛痣。全身浅表淋巴结未扪及肿大。心肺查体未见明显异常。腹部外形正常，全腹软，无压痛及反跳痛，腹部未触及包块。肝脏肋下未触及。脾脏 I 线 15 cm，II 线 24 cm，III 线 6 cm。Murphy 征阴性，移动性浊音阳性，肠鸣音正常。双下肢轻度凹陷性水肿。

【辅助检查】小便常规：尿胆原定性 34（1+）μmol/L；RBC 53 个 /μl（参考值：0 ～ 11 个 /μl）；血常规：Hb 118 g/L、PLT 94×10^9/L、WBC 2.14×10^9/L、Neu 1.38×10^9/L；血生化：TBIL 38.4 μmol/L、DBIL 14.4 μmol/L、IBIL 24.0 μmol/L、TP 61.9 g/L、ALB 35.4 g/L；血氨：103.0 μmol/L；凝血功能：PT

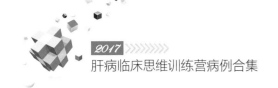

21.1 s（参考值：9.6～12.8 s）、INR 1.80（参考值：0.88～1.15）、APTT 41.8 s（参考值：20.0～40.0 s）、TT 24.5 s（参考值：14.0～22.0 s）、FIB 0.94 g/L（参考值：2.0～4.0 g/L）。

二、临床讨论

第一次临床讨论：患者入院的初步诊断是什么？进一步的处理是什么？

【分析】患者为青年男性，病史 8 年。以反复腹胀、腹痛及双下肢水肿为主要表现，这期间伴随泌尿系症状。有肾功能损害，多次查见血尿、蛋白尿。外院腹部 B 超提示：肝实质回声欠均匀，巨脾，腹腔少量积液。腹部 CT 增强加三维重建提示：肝硬化、巨脾、腹水、门静脉高压、食管胃底、脾区、左肾区侧支循环开放。

【入院诊断】综上考虑患者的入院诊断为：肝硬化失代偿、巨脾、门静脉高压、食管胃底静脉曲张、腹腔积液、慢性肾炎。

【下一步的处理】搜索肝硬化病因，进一步明确巨大脾脏的原因是独立的还是与肝硬化相关，明确肾脏损害的原因是独立的还是与肝硬化相关。

【初步诊疗情况及病情变化】为明确肝硬化病因，入院后进一步完善相关检查：AFP 2.63 ng/ml；PCT 0.07 ng/ml（参考值：< 0.046 ng/ml）；寄生虫抗体（—）、输血前全套（—）、甲型/戊型肝炎病毒抗体、EBV、CMV 阴性。

免疫全套：免疫球蛋白 G（IgG）：17.20 g/L（参考值：8.00～15.50 g/L）；免疫球蛋白 G4 亚型（IgG4）：2.210 g/L（参考值：0.035～1.500 g/L）；T 细胞亚群：CD3 细胞亚群 74.30%（参考值：66.9%～83.1%），CD4 细胞亚群 43.80%（参考值：33.19%～47.85%），CD8 细胞亚群 20.20%（参考值：20.4%～34.7%），CD4/CD8 比值 2.17（参考值：0.97～2.3），其余均未见明显异常。

完成骨髓穿刺活检，骨髓细胞免疫分型提示：淋巴细胞约占有核细胞 5%，未见明显异常表型细胞群；骨髓病理提示：三系细胞形态未见明显异常，少数淋巴细胞及浆细胞散在小灶性分布，FOOT 染色提示网状纤维局灶性增加；骨髓造血细胞增生活跃，红系相对增加；骨髓免疫组化：淋巴细胞 CD20（部分＋），CD3 ε（部分＋），红系 RBC（＋），浆细胞 CD138（＋），占有核细胞 3%～5%，支持为反应性。

MRI 上腹部水成像增强扫描（图 4-6）提示：肝硬化，脾脏重度增大，门静脉高压，胃底食道静脉曲张，少量腹腔积液；门静脉主干显示不清，门静脉海绵样变，门静脉狭窄可能。

进一步的肝脏、肝动脉、肝静脉、脾静脉、门静脉系统彩超提示肝硬化；门静脉主干增粗，门静脉右支血栓，门静脉左支流速减慢；脾脏长大，脾静脉附壁血栓；腹腔少量积液。

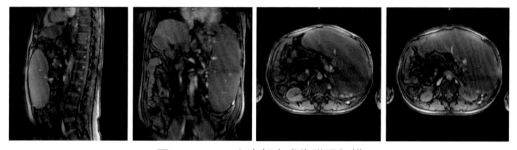

图 4-6　MRI 上腹部水成像增强扫描

第二次临床讨论：患者出现巨大脾脏的原因是什么？出现肾脏损害的原因是什么？如何进一步处理？

【分析】患者以反复脏器血栓及功能障碍为主要表现，起病时有脾、门静脉血栓，本次住院仍见相应脾静脉、门静脉血栓形成，在排除了病毒、免疫、药物等因素后，应考虑脏器功能损害与血栓相关。弥漫性的肝脏微血管血栓形成可能导致肝硬化发生。病史中有下肢水肿表现，除了考虑肝硬化、肾功能损害导致低蛋白血症外，应考虑下肢深静脉血栓（DVT）的可能。下肢深静脉是凝血功能异常时血栓的好发部位。患者凝血功能障碍表现为体内高凝、体外低凝。高凝状态是血栓性疾病的发病基础，人体生理性抗凝活性

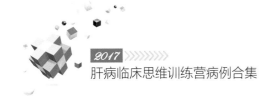

减低是血栓形成的重要条件。抗凝活性减低的常见原因包括：抗凝血酶减少或缺乏，PC 或 PS 缺乏，FV 结构异常引起抗 PC 现象，凝血酶原（F Ⅱ）突变，肝素辅因子 Ⅱ 缺乏。

为明确病因，进一步安排了凝血因子基因突变检测、抗凝蛋白活性检测及抗凝蛋白基因突变检测（图 4-7），结果提示：Ⅱ / Ⅴ 因子的常见突变位点未见异常，但蛋白 S、蛋白 C、抗凝血酶 Ⅲ 的活性均下降，并且在编码抗凝血酶 Ⅲ 的 *SERPINC1* 的外显子 1 附近的内含子中检测出一个杂合突变 41+141G＞A。*SERPINC1* 基因编码抗凝血酶，含有 7 个外显子和 6 个内含子，通过检测患者 *SERPINC1* 基因的外显子区域和剪切位点的突变情况有利于血栓病因的诊断。

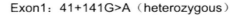

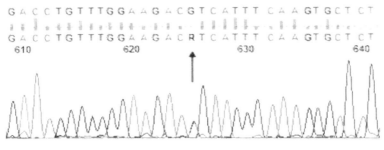

图 4-7　抗凝蛋白基因突变检测

【最终诊断】遗传性易栓症，多发血栓形成；肝硬化失代偿、巨脾、门静脉高压、食管胃底静脉曲张、腹腔积液；继发性肾小球肾炎；腹腔少量积液。

三、诊疗体会

在分析肝硬化原因时，我们发现患者无输血史，无病毒性肝炎家族史，肝炎病毒抗体检测阴性，排除病毒性肝炎。患者否认饮酒史。患者 BMI

22.8 kg/m^2（正常范围：$18.5 \text{ kg/m}^2 \leqslant \text{BMI} < 24 \text{ kg/m}^2$），血生化检测未提示血脂异常，B超未提示肝脏脂肪浸润。暂不考虑酒精性及非酒精性脂肪肝。

患者既往无可疑用药史（甲氨蝶呤、异烟肼、中药等），除外院某次ANA 1∶100外，本院免疫全套（包括自免肝相关抗体、IgG等）检测无明显异常。同样排除药物性肝损害及自身免疫性肝病。患者否认疫区逗留史、类似患者接触史、动物接触史，无生食习惯，梅毒螺旋体抗体（—），寄生虫抗体（—）；PCT仅轻度升高，曾有泌尿系感染症状。无心衰症状及体征，ECG正常。也不考虑感染或者循环功能障碍（右心衰）引起肝硬化。

考虑患者为青年男性，起病年龄小（25岁），病史长（8年）。在排除了其他病因后，遗传代谢性疾病的可能性相对较大。虽然凝血功能可能受肝功能影响，但患者凝血异常表现为"体外低凝，体内高凝"这一特点，结合长期反复的多发血栓病史，促使我们考虑是否存在血液系统本身的疾病。

易栓症一词首次被使用是在1965年，埃格伯格（Egeberg）报道了挪威一个家族存在血栓形成倾向，继而被广泛使用。易栓症作为一种凝血功能异常的疾病，主要表现为发生血栓的风险增高，通常在患者发生血栓栓塞事件的时候被诊断。

患有遗传性易栓症的患者具有发生血栓的基因倾向。遗传性易栓症最常见的病因为：Ⅴ因子*Leiden*突变、Ⅱ因子突变、蛋白S缺陷、蛋白C缺陷、抗凝血酶Ⅲ缺陷。其中，遗传性抗凝血酶缺陷是一种常染色体显性遗传病，超过100种基因突变可以导致。基因突变多以杂合状态存在，纯合状态是致死性突变。多个研究发现，高凝状态与肝纤维化进程相关。在布加氏综合征患者中，肝静脉血栓已经是公认的病因。在HCV感染者和非酒精性脂肪性肝病（NAFLD）患者中，也有研究发现弥漫性微血管栓塞导致肝纤维化进程加快。这不仅是因为小静脉闭塞会导致肝细胞凋亡和纤维组织增生替代，更重要的是凝血瀑布的激活会导致凝血酶合成增加，蛋白酶激活受体-1（PAR-1）激活增加，从而激活肝星状细胞。

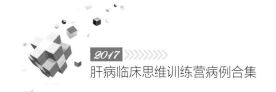

此类患者需要长期抗凝治疗。华法林或者肝素衍生物可以用于静脉血栓的一级预防和二级预防，而直接口服抗凝制剂（DOAC），如利伐沙班在蛋白 C 缺陷、凝血因子 V *Leiden* 突变、抗凝血酶缺陷的患者中有极好的应用前景。治疗失败的患者可以换用其他 DOAC 或者考虑使用华法林等经典抗凝药物。

间断乏力、纳差，腹胀2年伴腹痛、发热1周查因

中国人民解放军白求恩国际和平医院　王君平

一、病例基本信息

【主诉】患者，男，45岁，建材公司经理。因"间断乏力、纳差，腹胀2年伴腹痛、发热1周，呕血3小时"于2014年6月30日入院。

【现病史】患者于2年前因乏力、纳差、腹胀在外院诊断为肝硬化失代偿期（具体诊治不详），腹水消退后出院，出院后曾服用水飞蓟宾胶囊、扶正化瘀胶囊，近1年来未应用药物。7个月前曾做腹部彩超：肝硬化、脾大（长径157 mm）、门静脉高压。肝功能：ALT 38 U/L、白蛋白32 g/L、球蛋白36 g/L、TBIL 35μmol/L、GGT 325 U/L、ALP 224 U/L。上消化道造影：食道、胃底静脉曲张。

1周前乏力、腹胀较前加重，并出现发热，体温37.3～38.6℃，无规律性，不能自行降至正常，轻度腰痛、时有膝关节痛，腹部疼痛，为隐痛，无畏寒，无恶心、呕吐，无腹泻，在当地诊所给予头孢孟多酯静滴及间断服用布洛芬退热，疗效不佳，于3小时前出现呕血，量约300 ml，大便1次为黑色稀便，量约100 ml。就诊于我院急诊查血常规：WBC 5.4×10^9/L、Hb 86 g/L、PLT 79×10^9/L、Neu% 78%，大便潜血阳性。急诊以肝硬化、上消化道出血收入院。

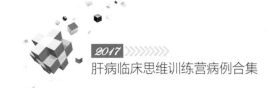

患者自发病以来，精神可，无咳嗽、咳痰，无昏迷，无皮疹，尿色黄，近1周来尿色黄较前明显加深，尿量较平时减少（具体量不详）。

【既往史】1989年因车祸曾做右腿骨折手术，已治愈，当时有输血史（成分及量不详），为A型血。1年前诊断为腰椎间盘突出症，有时腰痛，未做特殊处理。否认肝炎、结核病史。河北衡水人，无放射性物质及毒物接触史，无牛羊等动物接触史；饮酒史10余年，平均每日饮白酒约8两至1斤，近2年来饮酒量稍减少，平均每日饮白酒3～5两。吸烟史10余年，每天约20支。家族中无传染病、遗传病及类似病史。

【入院查体】体温37.9 ℃，脉搏88次/分，呼吸18次/分，血压98/63 mmHg，神清，语利，慢性肝病面容，皮肤、巩膜轻度黄染，未见皮疹，肝掌明显，可见蜘蛛痣，右锁骨上可触及一椭圆形淋巴结，质软，直径约1 cm×1 cm，可活动，无触痛。双肺呼吸音清，未闻及干湿性啰音；心率86次/分，律齐，未闻及杂音；腹部明显膨隆，腹壁静脉曲张，腹部压痛，无反跳痛；肝区叩击痛阳性，肝肋下未触及，脾肋下3 cm可触及；移动性浊音阳性，肠鸣音正常，双下肢中度浮肿。

【初步诊断】①上消化道出血。②肝硬化失代偿期（肝硬化原因不清）。③自发性腹膜炎?

【入院后检查】血常规：WBC 8.4×10^9/L、Hb 85 g/L、PLT 81×10^9/L、Neu% 82%；尿常规：未见异常；便常规：潜血阳性、余未见异常；肝功能：ALT 56 U/L、白蛋白27 g/L、球蛋白37 g/L、TBIL 52 μmol/L、DBIL 34 μmol/L、GGT 751 U/L、ALP 384 U/L；血淀粉酶正常；肾功能：尿素氮9.16 mmol/L，肌酐78 μmol/L；电解质：钾4.3 mmol/L、钠127 mmol/L、氯94 mmol/L、钙1.96 mmol/L；乙肝五项：HBsAb阳性，余为阴性；丙肝抗体及艾滋病、梅毒抗体均为阴性；丁肝三项均为阴性；甲肝抗体阴性；戊肝抗体二项均为阴性；ANA阴性，抗中性粒细胞抗体阴性，抗线粒体抗体阴性，铜蓝蛋白正常。PT活动度49%；AFP 105 ng/ml。

肝、胆、脾、胰床旁彩超：肝硬化、脾大（长径 179 mm），门静脉高压、腹腔积液；胆囊壁增厚（因床旁图像显示不清，建议进一步检查）。腹腔穿刺：腹水淡黄色，微浑浊；腹水常规：李凡他弱阳性，有核细胞 2440/μl，中性 86%，淋巴细胞百分比 8%，其他细胞 6%；腹水生化：氯 107 mmol/L、蛋白 32 g/L、糖 8 mmol/L、LDH 60 U/L、ADA 4.3 U/L。2 次腹水培养均显示无细菌生长。

二、临床讨论

第一次临床讨论：根据患者病史、体征、实验室检查，该患者肝硬化的原因？发热的原因？需进一步做哪些检查？

【分析】患者中年男性，因"间断乏力、纳差、腹胀 2 年加重伴腹痛、发热 1 周，呕血 3 小时"于 2014 年 6 月 30 日入院。7 个月前曾做腹部彩超：肝硬化、脾大（长径 157 mm）、门静脉高压。肝功能：ALT 38 U/L、白蛋白 32 g/L、球蛋白 36 g/L、TBIL 35 μmol/L、GGT 325 U/L、ALP 224 U/L。上消化道造影：食道、胃底静脉曲张。入科后查体：体温 37.9 ℃，慢性肝病面容，皮肤、巩膜轻度黄染，肝掌明显，可见蜘蛛痣，右锁骨上可触及一椭圆形淋巴结，质软，直径约 1 cm×1 cm，可活动。腹部明显膨隆，腹壁静脉曲张，腹部压痛，无反跳痛，肝区叩击痛阳性，肝肋下未触及，脾肋下 3 cm 可触及，移动性浊音阳性，双下肢中度浮肿。血常规中性高，血红蛋白及血小板低，便潜血阳性，肝功能异常，甲、乙、丙、丁及戊型肝炎病原学阴性，自身免疫性肝病抗体阴性。

本患者上消化道出血诊断明确。从上述检查可以除外乙、丙型病毒性肝炎所致的肝硬化及自身免疫性肝病所致的肝硬化；患者家族中无类似患者及遗传病史、铜蓝蛋白正常，肝豆状核变性所致的肝硬化可能性也不大，可进一步查眼底 K-F 环；患者有长期大量饮酒史 10 余年，考虑患者为酒精性肝硬化诊断明确。患者发热，腹痛，腹水征阳性，腹水培养虽未发现细菌生

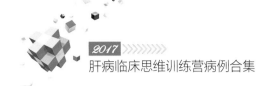

长，但腹水淡黄色、微浑浊，且腹水中细胞数明显升高，考虑存在自发性腹膜炎。

患者轻度腰痛，既往有腰椎间盘突出、平时也有腰痛症状、未做处理，继续观察，必要时进一步检查。时有膝关节疼痛，必要时可拍膝关节 X 线片。患者右锁骨上可触及肿大淋巴结，质软，AFP 也增高，需进一步检查如肺及上腹部 CT 和癌性肿瘤筛查以除外肿瘤，必要时做淋巴结活检。

【目前诊断】上消化道出血、酒精性肝硬化失代偿期、自发性腹膜炎、电解质紊乱（低钠、低氯、低钙）。

【处理】禁食、水，给予奥美拉唑抑酸、生长抑素降门静脉压、止血并输入人血白蛋白、血浆，以及头孢哌酮钠舒巴坦钠抗感染，多烯磷脂酰胆碱、还原型谷胱甘肽、丁二磺酸腺苷蛋氨酸保肝退黄，纠正电解质紊乱；根据血压、尿量情况应用利尿药物等治疗。

【进一步检查】5 天后患者大便潜血阴性，1 周后患者无腹痛，腹胀明显减轻，双下肢水肿消退，但患者仍有发热，体温波动在 36.8 ~ 38 ℃，无咳嗽、咳痰，无畏寒、流涕、鼻塞，体温以下午升高为主，有时不应用退热药物也能自行缓解，夜间出汗较多，晨起体温一般为 37 ℃左右，腰痛渐加重，不能自行起床，仍时有膝关节痛。

复查血常规：WBC 3.1×10^9/L、Hb 89 g/L、PLT 39×10^9/L、Neu% 71%、异型淋巴细胞百分比 2%；尿常规未见异常；肝功能：ALT 42 U/L、白蛋白 32 g/L，球蛋白 36 g/L、TBIL 44 μmol/L、DBIL 19 μmol /L、GGT 321 U/L、ALP 162 U/L；肾功能：尿素氮、肌酐均正常；心肌酶及血糖未见异常；电解质：钠 136 mmol/L、钙 2.06 mmol/L、钾 3.9 mmol/L。腹水常规：李凡他试验弱阳性、有核细胞 176/μl、中性粒细胞百分比 26%、淋巴细胞百分比 67%、其他细胞 7%；腹水生化：氯 105 mmol/L、蛋白 24 g/L、葡萄糖 7 mmol/L、LDH 51 U/L、ADA 13 U/L；腹水培养：无细菌生长。男性肿瘤筛查：AFP 78 ng/ml（高于正常），余无异常。肺 CT 平扫：双侧胸腔微量积液；余未见异常（图 5-1）。上

下腹部 CT 平扫 + 增强：肝硬化、脾大、门静脉高压、微量腹水，胰、双肾未见异常（图 5-2）。

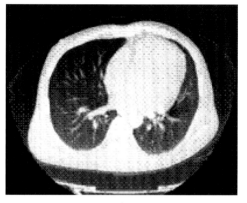

图 5-1　肺 CT 平扫

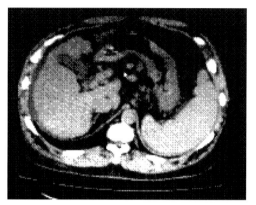

图 5-2　上下腹部 CT 平扫 + 增强

第二次临床讨论：患者仍有发热及腰痛的原因？下一步需做哪些检查？

考虑可能的疾病如下：

（1）感染性发热：目前患者无腹痛、腹胀减轻，从腹水常规化验看，自发性腹膜炎已治愈，可排除腹膜炎所致的发热；从肺部 CT 看，可排除肺部感染所致的发热；患者发热，血常规中可见异型淋巴细胞百分比 2%，需排除 EBV 感染，可查 EBV 核酸检测。患者腰痛逐步加重，患者曾有腰椎间盘突出病史，平时活动较多时腰痛加重，但休息后缓解，目前患者发热，体温以下午升高为主，有时不用退热药物也能自行缓解，夜间出汗较多，腰痛较前加重，但需排除其他原因所致的腰痛，如结核、布鲁氏杆菌病等。需行进一步检查：腰椎 MRI 检查、结核菌素试验、ESR、结核抗体三项、布鲁氏杆菌凝集试验，体温高时做血培养。

（2）风湿免疫性疾病：患者发热，腰痛，且腰痛渐加重，有时膝关节痛，需排除风湿免疫性疾病。需进一步查类风湿三项、自身抗体八项、CRP 及膝关节 X 线片。

（3）血液系统疾病：患者发热，血小板减少，白细胞降低，考虑与肝硬化、脾功能亢进有一定关系，但入院后血小板较前明显下降，需进一步做骨髓穿刺及淋巴结活检以排除血液系疾病。

（4）药物热：应用药物后体温升高，本患者体温有时可自行有所缓解，药物热需除外，可暂停输液药物观察，但腰痛用药物热不好解释。

【处理及完善有关检查】患者停用输液药物 2 天，患者仍发热，与此前无明显变化，故不考虑药物热。

铁蛋白 250 ng/ml，CRP 20 mg/L，PCT 0.8 ng/ml，类风湿三项均无异常，自身抗体八项未见异常。ESR 49 mm/h，结核抗体三项阴性，结核菌素试验阴性。外斐反应及肥达反应均未见异常。EBV-DNA 检测处于检测水平以下；骨髓穿刺象示：骨髓红系比例增高，巨核细胞产板不良。患者不同意做淋巴结活检。膝关节 X 线片：膝关节退行性病变。腰椎 MRI（图 5-3）：腰椎退行性改变，腰 3、腰 4 椎体高信号影，考虑椎体、椎间盘感染性病变，椎旁软组织水肿，右侧明显，腰 3～4、腰 4～5 椎间盘突出。布鲁氏杆菌凝集试验 1：400；一次血培养：布鲁氏杆菌，3 次血培养无细菌生长。

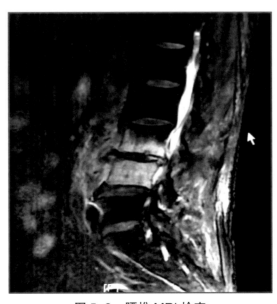

图 5-3　腰椎 MRI 检查

【治疗及结局】给予强力霉素 0.1 g bid 口服；左氧氟沙星 0.5 g qd 口服（上述药物 6 周）；链霉素 0.75 g tid 肌注（3 周）。第 5 天患者体温正常。因患者血小板、白细胞低，口服利可君、咖啡酸片。根据白细胞情况，如白细胞低于 2.5 g/L 或中性粒绝对值低于 0.8×10^9/L 时，给予重组人粒细胞集落刺激因子。同时继续保肝、利尿、退黄等对症处理。经过上述综合治疗，患者发热消退，腰痛渐好转，能自行起床行走，肝功能渐好转。出院后随访，患者已戒酒，病情平稳。

【出院诊断】①上消化道出血。②酒精性肝硬化失代偿期。③自发性腹膜炎。④电解质紊乱（低钠、低氯、低钙）。⑤布鲁氏杆菌病。

三、诊疗体会

肝硬化合并布鲁氏杆菌病将使病情复杂化，只考虑肝硬化有关并发症，而忽视了有关的布鲁氏杆菌病有关症状，如本患者开始的轻度腰痛、右锁骨上的淋巴结肿大等症状。布鲁氏杆菌病特点：多为波浪状发热，常伴多汗、头痛、乏力，常常累及腰椎。患者无明确的病原学、牛羊接触史，这使我们忽略了本病。但当患者诊断为布鲁氏杆菌病后再次追问病史，患者因长期饮酒，经常吃羊肉串。临床一般都是在寒战、高热时抽血培养，对于免疫力低下患者，建议在体温 38 ℃时即可抽血培养，以避免漏诊。布鲁氏杆菌病急性期网状内皮系统呈现弥漫性增生，肝脾增大发生率约 50%，从腹部彩超看本次脾脏比 7 个月前长径增加了 22 mm，考虑可能与布鲁氏杆菌病所致的脾增大有关。肝硬化时肝脏舒缩能力下降，内皮系统增生可引起肝内挤压，导致门静脉压进一步升高，不排除是本例患者上消化道出血的诱发因素之一。

治疗布鲁氏杆菌病的药物对肝脏损害较重，对外周血也有一定影响。患者作为酒精性肝硬化失代偿期患者，肝功能异常，且白细胞及血小板明显降低，因此选用了强力霉素、左氧氟沙星及链霉素，避免应用对肝损害较大的利福平，治疗后取得了满意的治疗疗效，且未出现明显不良反应。

反复出现的双下肢水肿

山东省立医院　李菲菲

一、病例基本信息

【主诉】患者，男，53 岁，山东菏泽人，工人，因"反复双下肢水肿 6 年余"于 2016 年 3 月 17 日入院。

【现病史】6 年前（2010 年 4 月）患者无明显诱因出现双下肢凹陷性水肿，于 A 院门诊查 HBsAg 阳性，肝功能异常。腹部超声示肝硬化。给予中药保肝治疗，效果不佳。2010 年 10 月患者于 B 院住院治疗，入 B 院后完善各项常规检查，乙肝五项中 HBsAg、HBeAg 及 HBcAb 阳性，HBV–DNA 4.7×10^4 copies/ml；肝功能：ALT 41 U/L、AST 71 U/L、ALP 111U/L、GGT 29 U/L，ALB 25.7 g/L、TBIL 32.3 μmol/L；血常规：WBC 2.74×10^9/L、Hb 142 g/L、PLT 43×10^9/L；PT 16.6 s、AFP 7.96 ng/ml、抗 HCV（—）、抗 HIV（—）、尿常规、大便常规均正常，肾功能检查正常。B 院诊断：乙肝肝硬化（代偿期），给予阿德福韦酯抗病毒，同时保肝、补充白蛋白、利尿，患者肝功正常，双下肢水肿消失后出院。出院后，患者规律服用阿德福韦酯，严格戒酒，定期门诊复查。2011—2012 年病情基本稳定，HBV–DNA 定量低于检测下限，肝功能基本正常。

3 年前（2013 年 8 月 3 日）患者因"双下肢凹陷性水肿伴乏力 3 天"第二次入 B 院，入院查 HBV–DNA 9.28×10^4 copies/ml，考虑单用阿德福韦酯效果不佳，更换方案：阿德福韦酯 + 拉米夫定，此后患者规律服用阿德福韦酯

+ 拉米夫定，并严格戒酒。2013 年 8 月至 2016 年 3 月期间，患者先后多次因"双下肢水肿"入 B 院，多次复查 HBV-DNA 均低于检测水平，血清白蛋白低，给予补蛋白、利尿后好转出院（多次入院检查情况见表 5-1 至表 5-2）。

7 天前（2016-3-10）患者再次出现双下肢水肿，为求进一步诊治来我院就诊。患者饮食、睡眠可，大小便基本正常。

表 5-1　患者多次入院检查情况一

时间	症状	并发症	超声	抗病毒药物
2010.12.8 至 2010.12.24	反复双下肢水肿 8 个月	食管胃底静脉曲张、脾大	肝硬化、脾大	阿德福韦酯
2013.8.3 至 2013.8.16	双下肢水肿伴乏力 3 天	腹水	肝硬化、脾大、腹水	阿德福韦酯 + 拉米夫定
2013.8.19 至 2013.9.4	反应迟钝 1 天	肝性脑病	–	阿德福韦酯 + 拉米夫定
2014.5.7 至 2014.5.20	腹胀伴双下肢水肿 7 天	腹水	肝硬化、脾大、腹水	阿德福韦酯 + 拉米夫定
2014.6.28 至 2014.7.9	腹胀伴双下肢水肿 1 个月	腹水	肝硬化、脾大、腹水	阿德福韦酯 + 拉米夫定
2014.12.4 至 2014.12.17	嗜睡、反应迟钝 4 天	肝性脑病	肝硬化、脾大	阿德福韦酯 + 拉米夫定
2015.5.8 至 2015.5.20	双下肢水肿 10 天	–	肝硬化、轻度脾大	阿德福韦酯 + 拉米夫定
2015.10.11 至 2015.10.26	双下肢水肿 1 周	–	肝硬化、脾大	阿德福韦酯 + 拉米夫定

表 5-2　患者多次入院检查情况二

时间	ALT (U/L)	ALB (g/L)	TBIL (μmol/L)	DBIL (μmol/L)	HBeAg (PEI U/ml)	HBV-DNA (copies/ml)	PT (s)	PTA	PLT (×10⁹/L)
2010.12.8 至 2010.12.24	41	25.7	32.3	3.9	+	4.7×10^4	16.6	45%	43
2013.8.3 至 2013.8.16	80	17.6	44.2	18.8	60.4	9.28×10^4	17.6	44.2%	37
2013.8.19 至 2013.9.4	65	28.7	93.2	31.2	77.4	2430	17.2	41.8%	54
2014.5.7 至 2014.5.20	72	31.8	73.6	22.1	−	< 500	17.3	51.2%	63
2014.6.28 至 2014.7.9	74	19.9	53	21.5	3.01	< 500	18.2	43%	46
2014.12.4 至 2014.12.17	75	21.1	52	14.6	2.06	< 500	17.1	48.3%	47
2015.5.8 至 2015.5.20	81	21.3	47.4	15.4	2.03	662	14.4	62.49%	53
2015.10.11 至 2015.10.26	74	18.9	53	21.5	3.01	< 500	16.9	49.8%	46

【既往史】既往体健，否认高血压、糖尿病、冠心病史；饮酒20年，平均每天3两白酒；吸烟史30余年，平均5～10支/天；无血吸虫疫区逗留史；无长期服用肝损药物史；否认结核等传染病史及密切接触史。

【家族史】其姐姐曾患"急性乙肝"，诉已治愈。其哥哥有大量饮酒史，因"肝硬化"去世，具体不详。

【入院后查体】体温36.4℃，脉搏70次/分，呼吸20次/分，中年男性，肥胖体型，晦暗面容，全身皮肤黏膜无黄染，未发现蜘蛛痣，肝掌（＋）。全身浅表淋巴结未触及肿大。巩膜无黄染，双侧瞳孔等大等圆，直径约3 mm；咽部无充血，扁桃体不大。心肺查体无明显异常。肝肋下未及，脾脏肋下

2 cm，移动性浊音（—），肝、肾区无叩痛。肠鸣音正常，双下肢凹陷性水肿。扑翼样震颤（—）。

【入院诊断】①肝硬化（HBV+酒精），Child 分级 7 分；门静脉高压（脾大、脾亢、食管静脉曲张）。② 2 型糖尿病。

二、临床讨论

第一次临床讨论：根据患者的病史、体征、实验室检查，患者下肢反复水肿的原因是什么？进一步需要什么处理？

【分析】患者中年男性，"反复双下肢水肿 6 年余"入院，体格检查见晦暗面容、肝掌（+）、脾大、双下肢凹陷性水肿。有乙肝及长期饮酒史，近 6 年严格戒酒并规律服用抗病毒药物，肝功能异常（以低蛋白血症为主），近期出现空腹血糖升高。B 超显示肝硬化。患者有明确的肝硬化情况，肝硬化的患者可以出现反复的低蛋白血症，肝硬化的原因目前考虑有乙肝＋酒精，还需要排除是否合并有肝脏自身免疫性疾病和先天代谢性肝病等情况。

【入院后检查】病毒标志物：HBsAg（＋）、HBeAb（＋）、HBcAb（＋）；HBV-DNA ＜ 20 IU/ml；肝功能：ALT 74 U/L、AST 107 U/L、ALB 24.3 g/L、TBIL 57.6 μmol/L；血常规：WBC 3.86×10^9/L、Hb 141 g/L、PLT 59×10^9/L；AFP 6.18 ng/ml；空腹血糖 7.2 mmol/L；凝血功能：PT 14.4 s、PTA 63.6%；甲状腺功能正常；肾功能检查正常，尿常规、大便常规（—）；腹部超声示：肝硬化、脾大；上消化道钡餐透视：食管静脉曲张。

【初步诊疗情况及病情变化】患者入院后给予保肝、抗病毒等药物治疗，同时进一步完善相关辅助检查。

（1）血清铜、铜蓝蛋白正常；血清铁 28 μmol/L（参考值：9 ～ 32μmol/L）、血清铁蛋白：1228 ng/ml（参考值：13 ～ 400 ng/ml），转铁蛋白饱和度：93.05%（参考值：20% ～ 55%）；ANA、肝抗原谱、抗着丝点抗体、抗 Scl-70、抗 RNA 聚合酶Ⅲ、SSA、SSB、抗 dsDNA 抗体、RA33、抗 CCP 抗体、GPI、

RF 抗体均阴性；EBV-DNA、CMV-DNA 阴性；丙肝抗体、甲肝抗体、戊肝抗体、梅毒抗体、抗 HIV 阴性；心肌酶谱、BNP 正常；心脏超声未见明显异常。双下肢静脉超声未见明显异常。

（2）肝脏 MRI：肝脏弥漫性缩小，实质信号不均匀减低，呈弥漫颗粒样改变，肝硬化并门静脉海绵样变，门体侧支循环形成（图 5-4）。

（3）肝组织病理学检查（图 5-5）：① HE 染色：见较多含铁血黄素颗粒沉着；②特染：普鲁士蓝阳性。

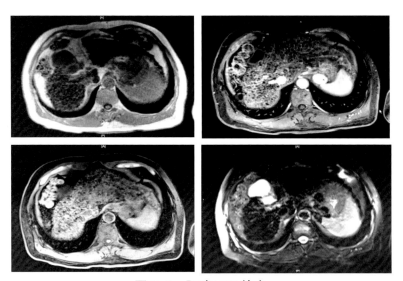

图 5-4　肝脏 MRI 检查

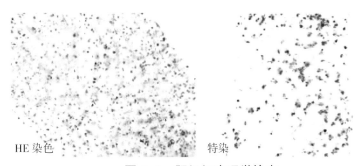

HE 染色　　　　　　　　　特染

图 5-5　肝组织病理学检查

第二次临床讨论：综上所述，患者最终诊断考虑什么？进一步需要怎样处理？

【最终诊断】①肝硬化（HBV+酒精），Child 分级 7 分，门静脉高压（脾大、脾亢、食管静脉曲张、低蛋白血症）。②血色素沉积症。③ 2 型糖尿病。

【治疗建议】反复动员患者行基因测序，患者拒绝。建议患者应用去铁胺针或者口服地拉罗司进行治疗。

【出院后随访】2016 年 6 月 17 日复查血清铁蛋白 719.84 ng/ml。

三、诊疗体会

血色病是一种铁代谢障碍性疾病。过多的铁主要沉积于肝、胰、心、脾、皮肤等组织器官，导致器官功能损害和结构破坏。临床上起病隐匿，进展缓慢，多见于中年男性，常在 40～60 岁出现症状。临床表现为皮肤色素沉着、肝硬化、糖尿病、心律失常、心功能衰竭、垂体损伤、睾丸萎缩和关节疾病等，皮肤色素沉着常为其首发症状。按病因可分为原发性和继发性两大类，前者是先天性铁代谢障碍所致的常染色体隐性遗传病，具有明显的家族聚集性，目前已发现的与血色病相关的基因有 5 个，分别是 *HFE*、*HJV*、*HAMP*、*TFR2* 和 *FPN5*。最早被报道时表明最常见的病因是 *HFE* 基因突变导致的转铁蛋白 – 转铁蛋白受体机制紊乱，其常见于多次输血、溶血、长期大量饮酒者。血色病欧美国家多发，在北欧白种人群中，原发性血色病的发病率可达 0.5%。本病例诊断符合 2010 年欧洲肝病学会关于肝血色病的共识标准，亦符合美国肝病学会 2011 年血色病诊疗指南 [存在 1 项以上症状或体征和（或）铁生物化学指标异常，并经肝穿刺病理学检查证实肝脏铁沉积，或腹部 MRI 证实肝脏铁沉积]。

本病例比较复杂，患者长期肝硬化、低蛋白血症，除了面色晦暗，无明显色素沉着、心肌损害、关节肿痛等表现，且第一次入院时筛查血清铁在正常范围，未及时筛查血清铁蛋白和转铁蛋白饱和度，因其又有乙肝、饮酒等

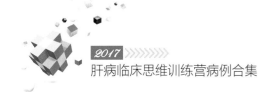

明确导致肝硬化的病因，本着"一元论"的诊断原则未能及时发现血色病情况，是导致本病例漏诊的一个主要原因。

这个病例提示，对于长期大量饮酒的肝病患者，应该及时筛查血清铁蛋白和转铁蛋白饱和度。另外，MRI检查对肝血色病非常敏感，可作为定性诊断依据，特征是：肝脏信号不均匀减低，并呈弥漫颗粒样，T_1、T_2加权相均低于同层面的肌肉信号。本病例得以发现也要归功于MRI检查。肝活组织病理学检查是血色病诊断的金标准，并可以通过检测肝组织铁浓度，评价铁沉积程度，明确肝纤维化程度并排除其他肝脏疾病，判断预后，缺点是不能区分原发性还是继发性。要想明确是否为原发性血色素沉积病只有通过基因检测，笔者反复动员，但患者仍拒绝行基因测序，所以无法明确是否为原发性血色病。

既往有研究显示，超过30%的酒精性肝病患者存在血清铁蛋白和转铁蛋白饱和度增高，而且酒精性肝硬化患者的死亡率与肝脏铁含量及铁蛋白明显相关。因此建议对所有慢性肝病患者尤其是酒精性肝病患者均应进行血清铁蛋白和转铁蛋白饱和度（TS）筛查，对于TS≥45%和（或）血清铁蛋白升高者，及时行MRI检查或者*HFE*基因筛查，MRI有特异性表现或C282Y纯合子或C282Y/H63D复合杂合子者建议行肝活检明确诊断，具体流程见图5-6。

目前我国酒精性肝病发病率呈逐年上升趋势，而铁作为酒精性肝病的二次打击因子将倍受重视。针对血色病的治疗，经典方法有间歇静脉放血疗法及应用铁螯合剂促进铁排出，随着肝脏铁沉积症发病率的增加，寻找更加高效经济的治疗手段迫在眉睫。

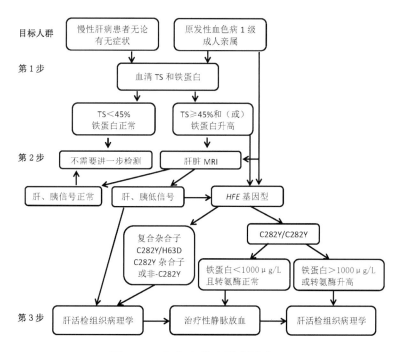

图 5-6 血色病临床诊断流程

间断发热 2 个月，眼黄、尿黄半个月查因

河北医科大学第三医院　任伟光

一、病例基本信息

【主诉】患者，女，27 岁，河北省沧州人，农民。因"间断发热 2 个月，眼黄、尿黄半个月"于 2016 年 7 月 28 日入院。

【现病史】缘于 2 个月前（2016 年 6 月 2 日），患者无明显诱因出现发热，体温最高达 38.5 ℃（发热无明显规律），于当地医院查血常规示 WBC 升高，WBC 12.1×10^9/L，血培养结果为阴性。给予"头孢菌素、替硝唑、双黄连"治疗 1 天，体温未见明显好转，且在用药第 3 天后出现周身充血性皮疹（为斑丘疹，周身散在，伴有瘙痒），发热时显著。后转入黄骅市某医院，完善相关检查，考虑为感染性发热，先后给予左氧氟沙星、痰热清、溴己新、哌拉西林舒巴坦，间断应用赖氨匹林等治疗 2 周。发热未见好转，遂转入沧州市某医院，给予头孢哌酮舒巴坦钠、清开灵、美罗培南治疗，效果欠佳。再次就诊于沧州市某医院，考虑为成人 Still 病，给予地塞米松 5 mg 治疗 2 天，后口服醋酸泼尼龙 30 mg 治疗，体温逐渐降至正常并出院，继续服用醋酸泼尼龙治疗。

半个月前（2016 年 7 月 16 日），患者再次出现发热，醋酸泼尼龙加至 45 mg，体温仍呈升高趋势，最高达 40.5 ℃，伴有周身乏力，眼黄、尿黄，再次就诊于沧州市某医院，查肝功能：ALT 587 U/L，AST 982 U/L、TBIL 261.1μmol/L，DBIL 227.3 μmol/L、GGT 173.5 U/L；PTA 63.86%。患者病

情危重，为进一步救治，于 2016 年 7 月 28 日转入我院。

【既往史】既往体健，无高血压、冠心病、糖尿病病史；无结核、伤寒、疟疾等传染病病史，未到过疫区，无药物过敏史。

【入院后查体】体温 36.1 ℃、脉搏 69 次 / 分、呼吸 19 次 / 分、血压 113/63 mmHg，精神萎靡，神志欠清，无慢性肝病面容，皮肤、巩膜重度黄染，可见肝掌，无蜘蛛痣，周身未触及浅表淋巴结，心肺检查未见明显异常。腹平坦，未见胃肠型及蠕动波，未见腹壁静脉曲张，触软，无压痛、反跳痛及肌紧张，肝脾未触及，移动性浊音阴性，双下肢无水肿。

【入院诊断】①肝功能异常原因待查；②发热原因待查。

【入院后检查】肝功能：ALT 364 U/L、AST 414 U/L、TBIL 513.0 μmol/L、ALB 29.61 g/L、GGT 90 U/L、ALP 120 U/L；血凝：PT 29.60 s、PTA 25.80%；血氨 66.1 μmol/L；血糖 7.17 mmol/L；自身抗体：ANA 1 ：80，余均阴性；血常规：WBC 12.16×10^9/L、RBC 5.57×10^{12}/L、Hb 121 g/L、PLT 173×10^9/L；肝、胆、脾 CT：肝脏无明显异常，胆囊壁厚，脾稍大；血培养未见异常。

二、临床讨论

根据患者的病史、体征、实验室检查，该患者出现发热、皮疹到底是什么原因呢？而肝功能异常的原因又是什么呢？

【分析】患者年轻女性，起病较急，以发热就诊于当地医院，在治疗过程中出现皮疹，进而出现肝功能异常，甚至肝衰竭。在治疗过程中，患者诊断为成人 Still 病，应用激素治疗，体温出现一过性好转，但之后再次出现反复，同时伴有肝功能异常。在 1896 年，病理学家乔治·斯蒂尔（George Still）首次描述了成人 Still 病，1973 年正式命名为成人 Still 病，又称之为变异性亚败血症。该病是一种少见、不明原因的系统性炎症反应性疾病，其临床特点为弛张热、一过性皮疹、关节炎和多器官受累、外周血白细胞显著增高，中性粒细胞为主、血培养阴性；血清学：RF 和 ANA 多为阴性；多种抗

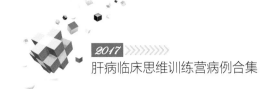
生素治疗无效；糖皮质激素有效。我们发现，该患者临床表现及化验室检查
与成人 Still 病并不一致。回顾患者病情进展过程，患者反复应用抗生素，是
否会存在药物导致的皮疹、肝损伤？

【进一步完善检查及治疗】入院后停用所有抗生素，减少甲基泼尼松龙
用量至停药；复方甘草酸苷 120 mg/d、丁二磺酸腺苷蛋氨酸 2.0 g/d、门冬氨
酸鸟氨酸 20 ～ 40 g/d；1 周后，人工肝治疗 3 次（2016 年 8 月 5 日血浆置换
2300 ml，2016 年 8 月 9 日血浆置换 2500 ml + 血浆滤过 4000 ml，2016 年 8 月
12 日血浆置换 2300 ml + 血浆滤过 4000 ml）。给予保肝、降酶及血浆置换治疗
后，患者肝功能相关检查结果见图 6-1。

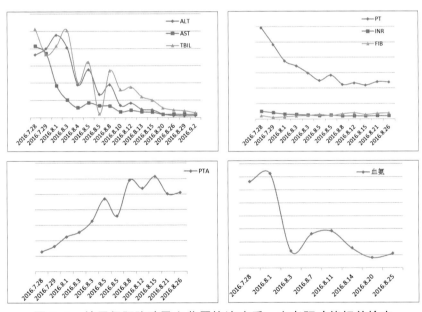

图 6-1　给予保肝降酶及血浆置换治疗后，患者肝功能相关检查

经过治疗，患者肝功能明显恢复，为了进一步明确患者肝脏损伤原因，
行肝穿刺活检术。术后结果（图 6-2）：①肝细胞弥漫性水样变、气球样变，
肝细胞核大小不一，可见大核、双核肝细胞；②小叶内可见凋亡肝细胞、融
合坏死灶，可见粒细胞及浆细胞浸润；窦周细胞增生稍活跃，可见毛细胆管
内胆栓形成；中央静脉周围可见肝细胞缺失及炎细胞浸润，小叶界板轻度损

伤；③汇管区扩大，大量混合性炎细胞浸润，可见粒细胞及浆细胞，小胆管损伤伴增生，可见胆栓形成。

【最终诊断】药物性肝损伤。

该患者治疗1.5个月，患者肝功能显著好转，无明显不适，康复出院；院外口服甘草酸二铵肠溶胶囊及丁二磺酸腺苷蛋氨酸片治疗，3个月后，肝功能等检查正常。

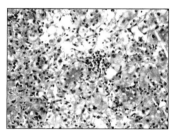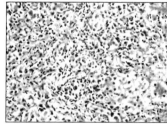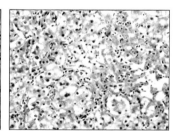

图6-2 肝穿刺病理检查

三、诊疗体会

药物性肝损伤（DILI）是指由各类处方或非处方的化学药物、生物制剂、传统中药、天然药、保健品、膳食补充剂及其代谢产物乃至辅料等所诱发的肝损伤。DILI的临床分型包括固有型和特异质型，是基于发病机制的分型。固有型具有可预测性，与药物剂量密切相关，潜伏期短，个体差异不显著。特异质型具有不可预测性，现临床上较为常见，个体差异显著，与药物剂量常无相关性，动物实验难以复制，临床表现多样化。现在越来越多的新药被研发、上市，并应用于患者，因为药物性肝损伤存在特异质型，所以我们不能忽略药物所导致的肝损伤，甚至是保肝药物。一旦出现药物性肝损伤，应及时停用可疑肝损伤药物，尽量避免再次使用可疑或同类药物；应充分权衡停药引起原发病进展和继续用药导致肝损伤加重的风险；根据DILI的临床类型选用适当抗炎保肝和利胆药物；急性肝衰竭、"慢+急"性肝衰竭患者会出现肝性脑病和严重凝血功能障碍，特别是肝脏体积短时间内明显缩小者，应考虑紧急肝移植。

发热伴肝功能异常查因

浙江大学医学院附属邵逸夫医院　吕芳芳

一、病例基本信息

患者，女，49 岁，农民，浙江上虞人。因"发热伴乏力纳差 10 天，肤黄眼黄 8 天"于 2013 年 4 月 13 日入院。

【现病史】10 天前，患者出现发热，伴畏寒、寒战，体温最高 38 ℃，伴乏力纳差，体温可自行缓解。2 天后发现肤黄眼黄，4 月 11 日在当地医院检查 WBC 10.6×10^9/L、Hb 146 g/L、PLT 186×10^9/L、Neu% 65.3%、CRP 19.1 mg/L；肝功能：ALT 804 U/L，AST 564 U/L，ALP 297 U/L，GGT 211 U/L，TBIL 118μmol/L，DBIL 102.2 μmol/L。B 超提示：胆囊窝区不均质回声，胆囊壁增生？胆囊实变？ CT 平扫提示：胆囊壁明显增厚伴腔内高密度影。在当地医院住院 2 天，给予异甘草酸镁针、门冬氨酸钾镁针、还原型谷胱甘肽针、腺苷蛋氨酸针、熊去氧胆酸胶囊、茵栀黄颗粒治疗，复查肝功能无好转，入本院。

患者 2 个月前因全身皮疹伴瘙痒就诊当地医院，考虑"过敏性皮炎"，先后给予酮替芬、氯雷他定、五维甘草那敏口服 4 周，中药治疗 9 天。皮疹好转，但仍有轻度瘙痒。

【既往史、个人史、家族史】无特殊。

【入院时查体】体温 38.3 ℃，脉搏 101 次 / 分，呼吸 20 次 / 分，血压 105/70 mmHg。精神差，咽部无充血，皮肤巩膜中度黄染，全身可见散在陈旧性皮疹，无肝掌蜘蛛痣。心肺查体无特殊。腹软，无压痛，肝脾肋下未及，肝区无叩击痛。双下肢无水肿。肌力、肌张力正常，病理反射未引出。

【入院诊断】发热伴肝功能异常待查：病毒性？药物性？胆道感染？

【入院后检查】血常规：WBC 11.9×10^9/L，Hb 14.2 g/dl，RBC 5.34×10^{12}/L，PLT 167×10^9/L；肝功能：ALT 530 U/L，AST 469 U/L，ALP 252 U/L，GGT 160 U/L，ALB 35.8 g/L，GLB 34.3 g/L，TBIL 148.3 µmol/L，DBIL 142.9µmol/L，IBIL 5.4 µmol/L；CRP 19.7 mg/L（参考值：0 ~ 5 mg/L），PCT 1.4 ng/ml，中性粒细胞碱性磷酸酶（NAP）积分46分，NAP 阳性率30%。

病毒性肝炎：抗 HAV-IgM（－）、抗 HEV-IgM/IgG（－）、抗 HCV（－）；乙肝三系：抗 HBs（＋）、抗 HBe（＋）、抗 HBc（＋）、EB-IgM（－）、CMV-IgM（－）。

ANA、血管炎抗体和自免疫性肝炎抗体均阴性。甲状腺功能正常。肿瘤标志物：CA153、CA199、CA125、CEA 均在正常范围。铁蛋白：1481.0 µg/L（参考值：13 ~ 150 µg/L）。IgE：52.08 IU/ml（参考值：1.31 ~ 165 IU/ml）。肝、胆、脾B超：胆囊壁毛糙增厚伴囊腔狭小。上腹部增强CT：脂肪肝，胆囊增厚水肿。

【治疗】左氧氟沙星 0.5g qd（4月15日至4月17日），患者一般情况可，自述腕关节疼痛；治疗第3天出现全身皮疹伴瘙痒，皮肤科会诊后考虑过敏性皮疹，给予西替利嗪抗过敏，4月17日停用左氧氟沙星，患者皮肤巩膜黄染较入院时加重，生命体征情况如图6-3所示。

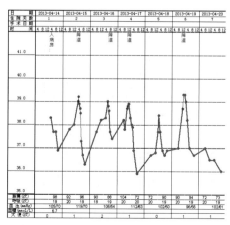

图6-3　生命体征临床护理单（4月14日至4月19日）

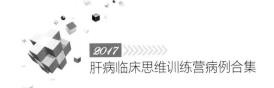

二、临床讨论

第一次临床讨论：问题分析、入院后检查

患者发热伴肝功能异常，入院后进一步检查未发现有感染定位的症状和体征，左氧氟沙星治疗第 3 天出现全身皮疹伴瘙痒，患者发病前有服用中药史，诊断考虑：①过敏性皮炎；②淤胆性肝炎，药物性？③成人 Still 病待排。给予甲泼尼龙针 40 mg qd 治疗（4 月 17 日至 4 月 18 日）、40 mg q12h（4 月 19 日至 4 月 21 日）、40 mg qd（4 月 22 日开始），患者体温下降，皮疹好转，肝功能明显好转。4 月 30 日患者甲泼尼龙减量至 20 mg 出现发热，期间查体和肺部 CT 等检查未发现感染定位症状和体征，4 月 14 日、4 月 15 日、5 月 1日、5 月 5 日血培养阴性，5 月 2 日血培养：鲁氏不动杆菌（考虑污染）。5 月 3 日恢复甲泼尼龙 40 mg 治疗后体温正常（图 6-4）。肝功能指标逐渐好转（图 6-5）。于 2013 年 5 月 17 日出院。

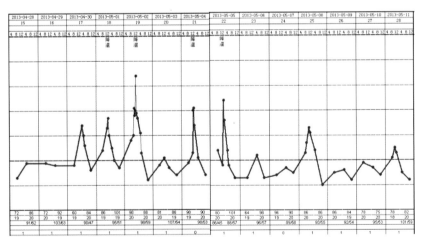

图 6-4　生命体征临床护理单（4 月 28 日至 5 月 11 日）

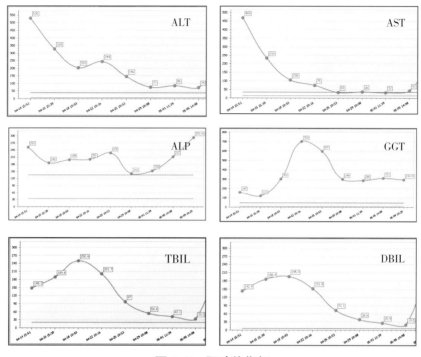

图 6-5　肝功能指标

第二次临床讨论：问题分析、检查及最终诊断

【分析】5月17日出院后给予激素口服治疗。5月26日夜间出现发热，体温38.4 ℃，自觉有双侧膝关节、双侧腕关节酸痛，伴局部皮肤发红，未见皮疹，无瘙痒、咽痛。5月27日再住院。查体：咽部稍充血，颈部淋巴结不明显，双肺呼吸音清，啰音未闻及，心脏听诊病理性杂音未闻及，腹软，无压痛、反跳痛，双下肢不肿，双侧腕关节对称性局部皮肤发红，稍肿胀，双手双足皮肤充血，皮疹未见。

【入院后检查】血常规：WBC 9.0×10^9/L，Neu% 73.6%，Hb 134 g/L、PLT 218×10^9/L。肝功能：ALT 56 U/L，AST 26 U/L、ALP 148 U/L，GGT 295 U/L、ALB 39.2 g/L，GLB 24.7 g/L、TB 19 μmol/L。血 CRP 18.2 mg/L。血 NAP 积分18分，阳性率为16%。

ESR 7 mm/h，铁蛋白545 μg/L。5月28日血培养（5月31日报告）提示：

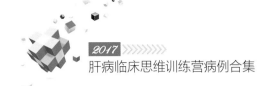

沙门菌群。考虑患者本次发热为沙门菌感染，鉴于患者一般情况良好，血炎症指标不高，于 6 月 1 日带左氧氟沙星片 0.5 g，8 片，甲泼尼龙片早 24 mg，晚 16 mg 出院。5 月 31 日复查血培养，6 月 6 日报告示阴性。

第 1 次出院诊断：①沙门菌感染；②成人 Still 病。

【治疗】建议每 2 周甲泼尼龙片减量 4 mg。

【病情变化】患者出院后 2 周（6 月 20 日）再次开始出现发热，体温 38.8 ℃，伴右髋关节、腕关节疼痛。6 月 25 日因发热，右髋关节、腕关节疼痛第三次住院。入院后检查：血常规：WBC 11.7×10^9/L、Neu% 88.8%、Hb 143 g/L、PLT 229×10^9/L；肝功能：ALT 45 U/L, AST 18 U/L、ALP 145 U/L, GGT 216 U/L、ALB 37.7 g/L, GLB 22.7 g/L、TBIL 12 μmol/L。CRP 18.2 mg/L, PCT 0.7 ng/ml。6 月 28 日做血培养，7 月 1 日报告示肠炎沙门菌，骨盆 CT 提示右髋关节积液，7 月 3 日髋关节 MR 提示右髋关节积液明显，伴周围肌肉大片水肿，提示炎症感染，右股骨头为主炎性水肿？须怀疑早期缺血性坏死。7 月 5 日 CT 引导下右髋关节穿刺引流，引流液培养提示肠炎沙门菌。7 月 1 日起给予环丙沙星针抗感染治疗（7 月 1 日至 7 月 18 日）、头孢曲松（7 月 19 日至 8 月 15 日），8 月 15 日拔除右髋关节引流管。激素逐渐减量，因患者住院期间曾再次出现皮疹情况，激素缓慢减量，9 月 16 日出院后一周停用甲泼尼龙片。

【最终诊断】沙门菌感染，化脓性关节炎，糖尿病。

三、诊疗体会

沙门菌感染系指伤寒，副伤寒甲、乙、丙以外的沙门菌感染的总称，亦称非伤寒沙门菌感染。主要的感染源为感染的家禽，通过被污染的食物、水及用具传染。已知血清型超过 2000 种。以猪霍乱、鼠伤寒杆菌和肠炎沙门菌最为常见。

沙门菌感染的临床类型包括胃肠炎型、伤寒型、败血症型及局部化脓感染型，其实验室检查多显示白细胞总数正常，有局灶性化脓性病变时明显升高。胃肠炎时粪便中有黏液和红、白细胞，呕吐物和粪便中培养到病原菌，与可疑食物中的病原菌一致。胃肠道外感染时，从血、骨髓、脓液和其他体液中培养到病原菌，反复培养可提高阳性率。近年来，不典型伤寒、副伤寒和沙门菌感染增多，对于不明原因发热伴肝功能异常的患者，需警惕沙门菌感染可能，多次培养方能明确诊断。

伤寒并发中毒性肝炎比例为 12.8% ～ 60%，常见于病程为 1 ～ 2 周的患者，主要特征为肝脏肿大，可伴有压痛，少数出现轻微黄疸（0.4% ～ 26.6%）。个别患者因深度黄疸并发肝性脑病而危及生命。副伤寒甲并发中毒性肝炎的发生率为 31.6% ～ 70.5 %，TBIL 的异常升高仅有 7.6%。局部化脓感染型常见于鼠伤寒沙门菌、猪伤寒沙门菌和肠炎沙门菌，这些化脓性病灶可在身体任何部位发生。

沙门菌感染的易感因素包括一些基础性疾病，如结缔组织病、HIV 感染、酗酒、血红蛋白病，以及关节本身的基础疾病等。激素使用史和 SLE 是沙门菌感染的两个较显著的危险因素。本例患者不充分抗感染治疗和激素使用是导致髋关节感染的主要原因。

皮肤巩膜黄染，
伴皮肤瘙痒查因

上海交通大学医学院附属仁济医院　　肖潇

一、病例基本信息

【主诉】患者，男，22岁，江苏省苏州人，大学生。因"皮肤巩膜黄染，伴皮肤瘙痒1个月"于2016年9月5日入院。

【现病史】患者1个月前一次高脂饮食后出现右上腹痛，伴有乏力、食欲减退，无明显畏寒、发热，无呕吐、腹泻。当日至社区卫生服务中心就诊，查血常规：WBC 8.03×10^9/L，Neu% 50.1%，Hb 145 g/L，PLT 196×10^9/L，淀粉酶 135 U/L。腹部B超示餐后胆囊、胆汁透声差，胆囊内强回声，胆囊结石可能，疑胆囊息肉样变，肝、脾、胰、肾未见明显异常。社区卫生服务中心给予头孢克肟分散片、山莨菪碱、奥美拉唑治疗。次日腹痛缓解。患者3周前自觉尿色加深，伴有皮肤巩膜黄染，偶有白陶土样大便。在当地医院查肝功能：ALT 410 U/L、AST 180 U/L、ALP 152 U/L、GGT 83 IU/L、TBIL 104.4 μmol/L、DBIL 70.4 μmol/L，ALB 46 g/L。进一步筛查甲、乙、丙、丁、戊、庚肝炎病毒标志物均为阴性。上腹部CT提示胆囊结石，肝内外胆管未见明显扩张。当地医院给予抗感染、护肝、退黄等对症治疗后症状无缓解，于10天前开始给予泼尼松 20 mg tid po 治疗。患者皮肤巩膜黄染呈进行性加重并出现明显皮肤瘙痒。自发病以来，精神尚可，胃纳较差，睡眠较差，小便黄、大便色浅，体重无明显减轻。

【既往史、家族史】患者平素身体健康，无肝炎及胆囊炎病史。未曾服用损肝药物及保健品。无冶游史、吸烟及饮酒史。无疫区久居史及毒物接触史。无食物及药物过敏史，无外伤、手术史及输血史。患者为家中独子。父亲身体健康，母亲及舅舅有胆囊息肉病史，外婆及爷爷有胆囊结石病史。近亲否认其他慢性肝病及遗传病史。

【入院后查体】神志清晰，发育良好，精神可，身高 175 cm，体重 64 kg。体温 36.7 ℃，脉搏 86 次 / 分，呼吸 16 次 / 分，血压 115/71 mmHg。患者皮肤巩膜明显黄染，口唇无发绀，无肝掌，颈部未见蜘蛛痣，浅表淋巴结未触及肿大，心肺听诊无特殊，腹部视诊无特殊，腹软，全腹无压痛、反跳痛，肝脾肋下未及肿大，肝区叩击痛阴性，Murphy 征阴性。移动性浊音阴性。肠鸣音 3 次 / 分。双下肢无水肿。神经系统查体无特殊。

【入院诊断】黄疸待查、胆囊炎、胆囊结石、胆囊息肉。

【入院后检查】血常规：WBC 14.00×10^9/L、Neu% 72.3%、Hb 138 g/L、PLT 328×10^9/L。CRP 0.17 mg/L。肝功能：ALT 239 U/L、AST 65 U/L、ALP 134 U/L、GGT 24 IU/L、TBIL 381 μmol/L、DBIL 285 μmol/L、ALB 36.5 g/L，胆汁酸 424 μmol/L。出血、凝血系列：PT 10.0 s、INR 0.86、TT 22.6 s、FDP 2.83 g/L。肿瘤标志物：AFP 1.73 ng/mL、CEA 1.45 ng/ml、CA199 23.77 U/ml、CA125 11.03 U/ml。

腹部超声：肝光点稍密，肝囊肿，胆囊壁毛糙，胆囊结石，胆囊多发息肉样变。胆总管未见明显异常。

上腹部 MRI+MRCP（图 7-1）：肝脏、脾脏及胰腺大小、形状未见明显异常。肝右叶近膈顶小囊肿可能。胆囊区未见明显异常信号。肝内外胆管及胰管未见明显扩张和狭窄。后腹膜处未见明显肿大淋巴结影，腹腔内未见明显积液。

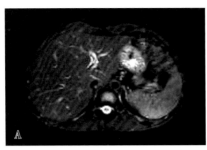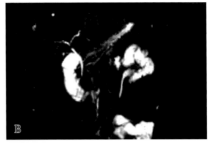

图 7-1　上腹部 MRI+MRCP 检查

二、临床讨论

第一次临床讨论：该患者黄疸的原因是什么？

患者为年轻男性，急性起病，临床表现为皮肤巩膜黄染、尿色加深伴有陶土样大便及皮肤瘙痒。生化检查提示 ALT、ALP 升高，病程进展期出现高胆红素血症，并以 DBIL 升高为主。临床症状及生化检查结果符合胆汁淤积的表现。胆汁淤积按照发生部位可分为肝内胆汁淤积和肝外胆汁淤积。

由于该患者的影像学检查均未发现胆管扩张，因此首先考虑肝内胆汁淤积。引起肝内胆汁淤积的原因较多，主要包括感染（病毒、细菌、寄生虫）、药物损伤、酒精、自身免疫病、结石、肿瘤和遗传代谢等，任何引起肝细胞和胆管细胞损害的因素均可导致胆汁淤积的发生。该患者嗜肝病毒检查为阴性，无细菌和寄生虫感染依据，无饮酒及药物史，肿瘤标志物水平正常，影像检查未见肝内胆管狭窄扩张。还需进一步完善 EBV、巨细胞病毒等感染指标、自身抗体系列和遗传代谢等相关检查，必要时行肝穿刺活检。

【进一步完善检查和治疗】病毒相关指标：EBV-DNA、CMV-DNA 及相关 IgM 抗体均为阴性。自身抗体：ANA、ENA 抗体谱、anti-dsDNA、ANCA、AMA、ASMA、LKM-1、SLA 均为阴性。免疫球蛋白：IgG 9.81 g/L、IgA 1.89 g/L、IgM 0.98 g/L，IgG4 0.2 g/L。铜蓝蛋白 0.26 g/L。铁代谢：血清铁 42.7 μmol/L，转铁蛋白饱和度 85.7%，铁蛋白 1293.80 μg/L。

入院后给予熊去氧胆酸胶囊、考来烯胺、多烯磷脂酰胆碱保肝利胆治疗，泼尼松龙从 30 mg qd po 逐渐减量。一周后复查肝功能提示肝酶及胆红素继续上升（ALT 292 U/L、AST 65 U/L、ALP 184 U/L、GGT 22 IU/L、TBIL 434 μmol/L，DBIL 322 μmol/L），并有严重的皮肤瘙痒。充分告知利弊后，给予利福平 300 mg qd po 治疗。利福平治疗 10 天后患者黄疸明显好转，但有恶心、厌食、上腹不适等不良反应，遂给予停用。停用利福平 1 周后，患者黄疸再次加深，考虑与利福平停用有关，故再次加用利福平 150 mg qd po 治疗。之后患者黄疸逐渐下降，未再有恶心等不适。1 个月后复查肝功能：ALT 133 U/L、AST 106 U/L、ALP 134 U/L、GGT 23 IU/L、TBIL 199 μmol/L，DBIL 140 μmol/L（图 7-2）。

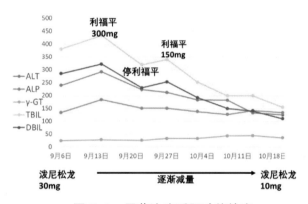

图 7-2　用药治疗后肝功能检查

第二次临床讨论：该患者的可能诊断是什么？还可以做什么检查以明确诊断？

该患者为青年男性，表现为急性肝内胆汁淤积，但是我们注意到其血清 GGT 水平始终正常。通过详细询问病史及辅助检查已排除感染、药物损伤、酒精、自身免疫病、肿瘤等病因，需考虑遗传代谢相关胆汁淤积，尤其是 GGT 水平正常、利福平治疗效果较佳的良性复发性肝内胆汁淤积（BRIC）。为进一步明确病因，建议行肝穿刺活检术。但患者担心有创操作风险，拒绝行肝穿刺。给予完善胆汁淤积相关基因检查，发现 *ABCB11* 错义突变（基因突变信息：c.2495 G＞A，p.R832H），符合 BRIC 2 型。

【出院诊断】① BRIC 2 型；②胆囊炎、胆囊结石、胆囊息肉。

【出院治疗措施及随访】出院后继续给予熊去氧胆酸胶囊 250 mg tid、利福平 150 mg qd 治疗 1 个月，肝功能逐渐恢复正常（图 7-3）。随访半年，未再出现黄疸及肝功能异常。

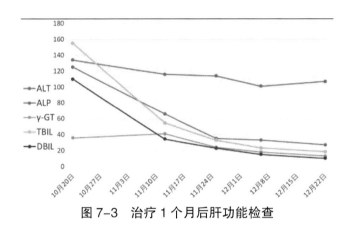

图 7-3 治疗 1 个月后肝功能检查

三、诊疗体会

胆汁淤积是指胆汁合成、分泌异常，以及肝内外胆管中胆汁流动的机械性或功能性障碍，使胆汁成分入血所致的临床症候群。按照发生的部位可分为肝内胆汁淤积和肝外胆汁淤积。肝内胆汁淤积早期往往无不适症状，仅表现为血清 ALP 和 GGT 升高，病程进展可出现乏力、皮肤瘙痒、尿色加深和黄疸。引起肝内胆汁淤积的原因较多，主要有感染（病毒、细菌及寄生虫等）、药物损伤、自身免疫性疾病、酒精中毒、肿瘤和遗传代谢等，任何引起肝细胞和胆管细胞损害的因素均可导致肝内胆汁淤积的发生。

ALP 和 GGT 升高是胆汁淤积最具有特征性的生化表现。大多数胆汁淤积患者血清 GGT 升高明显（GGT＞3×ULN），但在 BRIC 或进行性家族性肝内胆汁淤积（progressive familial intrahepatic cholestasis，PFIC）等疾病中 GGT 水平可正常。BRIC 和 PFIC 与 ATP8B1、ABCB11 等基因突变有关，是儿童慢性胆汁淤积性肝病的重要原因，也可在成年后首次发病。BRIC 是 PFIC 的良性表现形式，表现为反复发作的自限性严重瘙痒、胆汁淤积和黄疸，可持续数周至数月，常有数月或数年无症状期，一般不会进展至肝硬化。利福平常用于治疗 BRIC 导致的严重瘙痒，可显著改善患者症状，缩短病程。

临床中遇到肝内胆汁淤积的患者，应仔细询问病史，逐一排查病因。对于血清 GGT 水平正常的胆汁淤积患者应联想到 BRIC 和 PFIC 等罕见的遗传代谢性疾病。通过基因检测明确诊断后的患者应该密切随访，并给予适当治疗。

肝硬化合并巨脾

南方医科大学南方医院　刘红艳

一、病例基本信息

患者，杨某，男，51 岁，职业不详（病历未记载），因"反复腹胀 1 年，进行性加重并发现左上腹包块半年"于 2017 年 4 月 2 日入我院肝胆外科。

【现病史】患者缘于 2016 年无明显诱因出现腹胀，自觉腹部膨隆，无反酸、呃逆、恶心、呕吐，无胸闷、心悸、头晕，无排黑便，未予重视。半年前腹胀症状加重，并发现左上腹部包块，呈进行性增大，仍未予重视。2017 年 3 月 29 日于广东省肇庆市第一人民医院查腹部超声示肝体积稍大，光点弥漫增粗，脾脏重度增大伴钙化灶，门静脉及脾静脉增宽，考虑门静脉高压，胆囊多发结石；盆腔少量积液；CT 检查示肝脏表面不光滑，呈肝硬化表现，门静脉高压，脾脏肿大；电子胃镜检查示食管静脉曲张（重度）伴胃底静脉曲张，门静脉高压性胃病，未予特殊治疗。今为进一步治疗来我院就诊，门诊以"肝硬化、门静脉高压"收入院。自发病以来，患者精神可，体力可，饮食一般，睡眠可，偶有腹泻，小便正常。

【既往史】否认肝炎、结核、传染病史，否认高血压、糖尿病史，否认手术、外伤史，否认输血及食物、药物过敏史，预防接种史不详。10 余年饮啤酒史。无吃鱼生史；无血吸虫疫区逗留史。无长期服用肝损药物史。自诉兄弟姐妹均有"脾肿大"病史。否认家族性遗传病史，否认家族性肿瘤病史。

【入院后查体】体温 36.5 ℃，脉搏 82 次 / 分，呼吸 18 次 / 分，血压 125/83 mmHg。慢性肝病面容，全身皮肤、巩膜黄染，腹部膨隆，无腹壁静脉曲张，腹部柔软，无压痛、反跳痛，腹部无包块。肝脏肋下未触及，脾肋下可及，达脐下 7 cm，Murphy 征阴性，肾区无叩击痛，移动性浊音可疑阳性。肠鸣音未见异常，3 次 / 分。双下肢凹陷性水肿。

【入院诊断】①肝硬化：门静脉高压、脾肿大。②胆囊结石。

【入院后检查】血常规：Hb 88 g/L、RBC 3.34×10^{12}/L、Neu% 32.5%、WBC 2.03×10^9/L，PLT 42×10^9/L。肝功能示：ALT 63 U/L、AST 53 U/L、GGT 129 U/L、ALP 142 U/L；TBIL 60.8 μmol/L、DBIL 24.5 μmol/L、ALB 28.8 g/L。凝血功能：PT-INR 1.40、PTA 51.4%、PT 15.8 s。肾功能：Cr 57 μmol/L、UREA 5.1 mmol/L，UA 260 μmol/L。乙肝表面标志物：HBcAb（＋）、HBeAb（＋）、HBsAg（＋），HBV-DNA 3.18E+6 IU/ml；甲肝、丙肝均阴性。肿瘤标志物：AFP 9.05 μg/L、CA199 165.81 U/L；肺功能：肺弥散功能检查提示极重度阻塞性通气功能障碍。气道总阻抗增高。R5 气道总阻力增高。R20 中心气道阻力正常，X5 电抗（周边弹性阻力）增高。肺通气储量中度不足（83%）。肝胆 B 超：①肝硬化，门静脉高压，门静脉部分栓子形成；②胆囊多发结石，胆囊炎；③脾大，脾门处脾静脉增宽；④腹腔积液；⑤胰未见明显异常。

腹部 CT（图 7-4）：①肝硬化，门静脉高压；门静脉主干管腔内栓子形成；脾脏增大伴脾内钙化灶；食管 – 胃底静脉曲张；腹水；②动脉期脾脏内

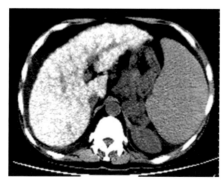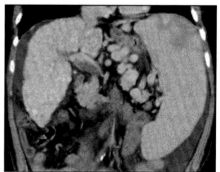

图 7-4　腹部 CT 检查

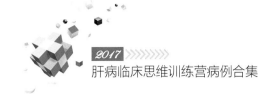

多发结节样明显强化影，考虑血管瘤可能性大；③胆囊结石，慢性胆囊炎；④右肺下叶多发结节影，考虑炎性病变；左肺上叶下舌段及右肺中叶内侧段少许陈旧性病灶；⑤双侧少量胸腔积液。

二、临床讨论

第一次临床讨论：患者肝硬化合并巨脾的原因是什么？需要进一步做哪些检查？

患者肝硬化合并巨脾可能的原因包括：

（1）乙型肝炎后肝硬化：乙肝肝硬化常见，但是合并巨脾少见。

（2）自身免疫性肝病：常见的包括自身免疫性肝炎（AIH）、原发性胆汁性肝硬化（PBC）、原发性硬化性胆管炎（PSC），可进一步完善自身免疫性抗体全套、MRCP 及肝穿刺以明确诊断。

（3）寄生虫性肝病：寄生虫感染血吸虫病主要引起肝纤维化，以后发生干线型肝硬化，但如有 HBsAg 阳性的慢性乙型肝炎并存，其结果多为混合性结节型肝硬化。华支睾吸虫偶引起继发性胆汁性肝硬化。可导致肝硬化的寄生虫感染，常见于肝吸虫病、血吸虫病，患者无相关流行病学史，不支持该诊断，可进一步完善肝吸虫、血吸虫抗体检测以排查。

（4）酒精性肝硬化：患者 10 余年饮酒啤酒史（量少）。

（5）药物性肝病：药物性肝病可慢性化，但患者无肝损药物接触及应用史，不支持该诊断。

（6）遗传性代谢缺陷：遗传代谢性疾病多于儿童起病，常见的包括铜、铁代谢障碍，分别导致肝豆状核变性、血色病，可进一步完善铜蓝蛋白、24 小时尿铜、是否存在 K-F 环、血清铁、转铁饱和度等检查以排查。血色病铁质在肝内沉积，当肝含铁量为正常上限的 10 倍以上时，可发生肝纤维化和肝硬化，其发生率随患者年龄增长而增加。铁是胶原合成中脯氨酸羟化酶的重要辅助因子，铁过多又使洛酶体膜稳定性降低，释出水解酶至胞质液，引起肝细胞损伤，它还可引起细胞膜及线粒体膜的类脂质过氧化，这些毒性反应导致进行性肝纤维化及大结节性肝硬化。其他包括糖代谢有关的代谢缺陷、果糖不耐受症、半乳糖血症、糖原累积病等。

【进一步检查】为明确肝硬化及巨脾原因需进一步完善相关检查：丙肝抗体（—）、抗 HIV（—）、抗 TP（—）、EBV（—）、CMV（—）；自身抗体：ANA、ANCA–MPO、ANCA–PR3、AMA、抗 LKM-1、抗 LC-1、抗可溶性肝抗原 / 肝胰抗原抗体均阴性、dsDNA 阴性；尿葡萄糖（4+）；寄生虫抗体全套阴性；粪便镜检未见寄生虫卵。

【治疗】胰岛素控制血糖、护肝、护胃、抗乙肝病毒（恩替卡韦）、补充白蛋白。

第二次临床讨论：进一步的分析是什么？还要做哪些检查？

能用"一元论"不用"二元论"，首先考虑常见病多发病，但不能忘记罕见、少见病；我们知道乙肝肝硬化导致的巨脾少见，那是否应该从巨脾的原因进行进一步分析。

（1）血液系统疾病：如骨髓纤维化，原发性或继发于红细胞增多症、慢性髓细胞性白血病、戈谢病及淋巴瘤；患者无白细胞增多，也没有无痛性淋巴结肿大病史，拟行骨髓活检鉴别。

（2）感染相关疾病：如黑热病、疟疾、血吸虫病、HIV 合并分枝杆菌感染等，患者无发热，无相应的流行病学接触史及非洲等地旅游病史，HIV 抗体阴性，基本可排除。

（3）地中海贫血：反复的溶血性贫血可导致铁在组织器官中沉积，患者CT 提示肝脏密度明显升高，不能除外有金属沉积。患者有小细胞低色素贫血，追问病史发现，兄弟六七岁时因脾大行脾切除术及母亲亦有脾大病史，不除外合并地中海贫血。

【进一步检查】完善地中海贫血、铜蓝蛋白、铁蛋白检查以鉴别：转铁蛋白（Trfe）0.76 g/L、可溶性转铁蛋白受体（sTfR）7.72 mg/L、血清总铁结

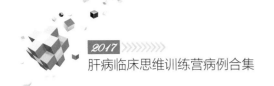

合力（TIBC）23.0 μmol/L、转铁蛋白饱和度（TS）73.9%、铁蛋白（Ferr）2276.90 ng/ml、不饱和铁结合力（UIBC）6.0 μmol/L，铜蓝蛋白 0.16 g/L；地中海贫血筛查、溶血全套：血红蛋白 A（Hb-A）78.1%，血红蛋白 A2（Hb-A2）0.6%；异丙醇试验阳性（＋），红细胞包涵体检查阳性（＋），红细胞渗透脆性试验 10%，葡萄糖 6- 磷酸脱氢酶活性 4.91 kU/L。地中海贫血基因检测提示"α- 地中海贫血"。另外，完善骨髓穿刺及髓增殖性基因检查，了解有无髓增殖性肿瘤；骨髓增殖性肿瘤相关基因突变检测未见异常。骨髓穿刺报告（图 7-5）示：①符合小细胞低色素性贫血；②血小板形成不良（请结合溶血象及地贫相关检查考虑）；③考虑脾大由肝硬化及地中海贫血引起。

【出院诊断】①肝硬化（失代偿期）；②门静脉血栓形成；③门静脉高压；④门静脉高压性胃病；⑤食管静脉曲张（重度）伴胃底静脉曲张；⑥脾大并脾功能亢进；⑦慢性乙型病毒性肝炎；⑧继发性血色病；⑨α- 地中海贫血（HbH病）；⑩2 型糖尿病；⑪慢性阻塞性肺疾病；⑫胆囊结石并慢性胆囊炎。

【治疗及转归】胃镜检查提示食管静脉重度曲张，出血风险高，给予普萘洛尔预防出血。后因出现慢性阻塞性肺病急性加重给予停用。肝功能 B 级，联系肝胆外科，无法耐受手术，遂予带药出院。嘱患者出院后返回当地医院行内镜下曲张静脉套扎术。

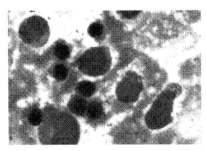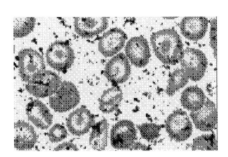

图 7-5　骨髓穿刺病理检查

三、诊疗体会

地中海贫血又称海洋性贫血，是临床常见的遗传性溶血性贫血，一种遗传性血红蛋白病，是由于调控珠蛋白合成的基因缺失或突变，导致构成血红蛋白的 α 和 β 链珠蛋白的合成比例失衡，是红细胞寿命缩短的一种溶血性贫血性疾病，在我国主要发病地区是广东、广西、贵州、四川。

血色病常继发于血液病如重型地中海贫血，由于骨髓造血功能代偿性增加，红骨髓无效增生活跃，肠道对铁吸收增强，加之铁利用障碍，使体内铁量增加。过量的铁沉积于肝脏、脾脏、胰腺和骨髓等，导致相应器官功能损害和结构破坏。

本例即为长期的地中海贫血导致肝脏内铁沉积的继发性血色病，同时因胰岛细胞内过量铁沉积而具有典型的糖尿病症状，但该患者因凝血功能差未进一步行肝活检以明确肝内铁沉积情况，同时患者糖尿病是否为地贫继发血色病导致含铁血黄素沉积在胰腺引起 β 细胞破坏，需要完善糖耐量或活检等检查以明确，但由于胰腺活检的有创性未做进一步检查。

间断乏力，纳差伴腹部不适查因

兰州大学第二医院　何晶晶

一、病例基本信息

【主诉】患者，男，51岁，主因"间断乏力，纳差4月余，伴腹部不适1周"于2016年9月27日入院。

【现病史】患者于入院前4月余因劳累后出现乏力，纳差，无腹胀，腹泻，无呕血，黑便，遂未予重视，未做任何检查及治疗。于入院前1周患者自觉上述症状明显加重，并伴有腹部不适，但定位不准确，就诊当地县医院，查HBsAg阳性，考虑为"慢乙肝、消化不良"，给予中药（具体药物及剂量不详）服用4天，症状无改善，就诊于我科门诊，门诊查血常规：WBC 3.4×10^9/L、Hb 118 g/L、PLT 54×10^9/L。肝功能：TBIL 49.9 μmol/L、DBIL 25.8 μmol/L、ALT 92 U/L、AST 253 U/L、GGT 335 U/L、ALP 131U/L。肝炎病毒学检测：HBsAg（＋）、HBeAg（＋）、HBcAb（＋）、抗-HCV阴性，甲肝、戊肝抗体IgM（－）。AFP：301.2 ng/ml。查腹部超声：肝脏弥漫性病变；胆囊壁水肿，脾大，胆管、胰、肾脏未见异常。门诊考虑为"乙肝肝硬化?"，给予保肝药物治疗，因患者腹部不适症状仍无缓解，为求进一步明确诊治收住入我科。

【既往史】既往患者无长期大量饮酒史；无手术及外伤史；无吃鱼生史；

无血吸虫疫区逗留史；无长期服用肝损药物史；否认高血压、糖尿病等慢性疾病史。

【入院后查体】生命体征平稳，慢性肝病面容，全身皮肤黏膜、巩膜轻度黄染；无肝掌、蜘蛛痣。全身浅表淋巴结未触及肿大。心肺查体无明显异常。腹部平坦，柔软，无压痛、反跳痛，肝脾肋下未触及，移动性浊音阴性，听诊肠鸣音正常，未闻及明显血管杂音。双下肢无浮肿。

【入院诊断】①乙型肝炎肝硬化；②腹部不适原因待查?

二、临床讨论

第一次临床讨论：根据患者的病史、体征及入院前外院相关的实验室及影像学检查，该患者本次肝脾肿大的病因是什么？皮疹、发热是否与肝脾肿大相关？需要进一步做哪些检查以明确诊断呢?

患者为中年男性，因"间断乏力，纳差 4 月余，加重伴腹部不适 1 周"入院，患者"慢性乙型病毒性肝炎"诊断明确，因患者血小板明显下降，因此，进一步需要明确乙肝肝硬化的诊断。而对于患者腹部不适的病因查找，我们从以下几方面进行逐一排查：腹腔占位、腹腔积液（如结核）、腹腔感染（急性出血性坏死性小肠炎 / 急性肠系膜淋巴结炎）、肠道损伤（如肠梗阻）、泌尿系统疾病（如肾脏或输尿管结石）、胆道系统疾病（如胆管结石）、血管源性腹痛 。

【入院后检查】血常规：WBC 2.72×10^9/L、Hb 111 g/L、PLT 80×10^9/L。血生化：ALT 83 U/L、AST 112 U/L、ALB 37.8 g/L、TBIL 15.6 μmol/L、GGT 204 U/L，CK-MB 30 U/L。凝血功能：PT% 79.2%、D- 二聚体 0.46 mg/L。AFP 242.7 ng/ml。乙肝三系统定量：HBsAg 滴度 2290.0 IU/ml、HBeAg 滴度 760.5 COI、anti-HBc 滴度 0.004 COI。HBV-DNA 6.00E +07 IU/ml。FibroScan：E 13.6 kPa。吲哚青绿 15 分钟滞留率：6.8%。

进一步完善泌尿系彩超检查未见异常，排除泌尿系结石；行腹部平片检

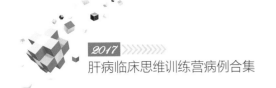
查未见异常，以及患者排便、排气均正常，排除不完全型肠梗阻；查 ESR、CRP 正常，T-SPOT 阴性，布鲁氏杆菌抗体阴性，排除结核等腹腔感染性腹部不适；行腹部彩超示：肝脏弥漫性病变；胆囊壁水肿，脾大，胆管、胰、肾脏未见异常，胆管通畅，排除胆管结石。因患者腹部彩超提示肝脏弥漫性病变，并且 FibroScan 结果明显升高，因此，进一步行腹部 MRI 检查及胃镜检查。胃镜检查（图 8-1）：十二指肠球部息肉，慢性萎缩性胃炎（窦轻），胆汁反流。腹部 MRI 检查（图 8-2）提示：肝硬化征象，门静脉及其分支周围间质增粗，门静脉高压，脾大；多考虑肠系膜上动脉起始段动脉瘤并钙化。

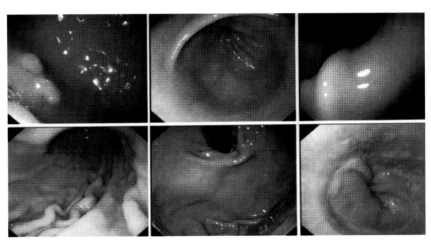

图 8-1　胃镜检查

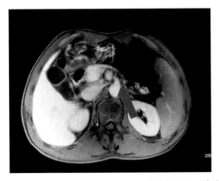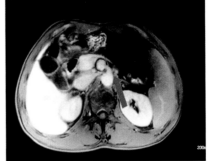

图 8-2　腹部 MRI 检查

【进一步检查和治疗】入院后给予恩替卡韦抗病毒、改善微循环及营养支持等治疗，患者腹部不适症状仍未见缓解，并以进食后为著。

进一步完善腹部增强 CT（图 8-3）提示：肠系膜上动脉起始段病变，多考虑动脉瘤并钙化；肝硬化，门静脉高压。行选择性动脉造影可见肠系膜上动脉起始段明显有一条动脉膨出，确诊为动脉瘤（图 8-4）。

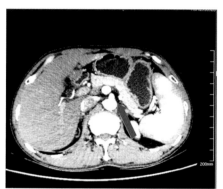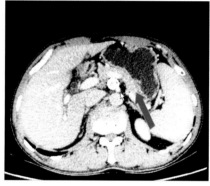

图 8-3　腹部增强 CT 检查

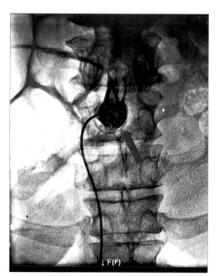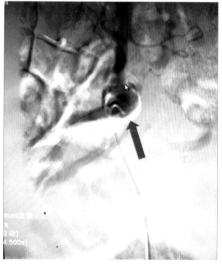

图 8-4　选择性动脉造影结果

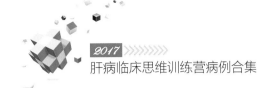

第二次临床讨论：患者肝硬化诊断成立，腹部不适的真正原因究竟是什么？

【诊断依据】患者腹部不适症状多持续性存在，一般改善循环药物不能缓解。腹部增强 CT 检查示：肠系膜上动脉起始段病变，动脉瘤合并钙化多考虑；肝硬化，门静脉高压。选择性动脉造影（图 8-4）示：肠系膜上动脉起始段明显有一动脉膨出，确诊动脉瘤。监测血压，变化不明显。

【目前诊断】乙肝肝硬化代偿期门静脉高压症、脾大并脾功能亢进、肠系膜上动脉动脉瘤并钙化。

患者于 2016 年 10 月 10 日转入我院血管外科局麻下行肠系膜上动脉覆膜支架置入术，术后服用阿司匹林预防血栓治疗。术后患者腹部不适症状明显缓解，并且两次复查影像学置入支架均在位，支架内未见血栓（图 8-5）。同时恩替卡韦抗病毒治疗继续，且病毒已转阴。

治疗后影像学复查腹部血管 CTA（2016 年 10 月 12 日）显示肝硬化征象，门静脉及其分支周围间质增粗，门静脉高压，脾大；肠系膜上动脉起始段动脉瘤支架术后改变，未见明显内漏。

腹部彩超（2017 年 1 月 17 日）显示肝脏弥漫性病变；门静脉增宽，脾大，脾静脉增宽；肠系膜上动脉支架置入术后，局部通畅；胆囊壁水肿增厚。

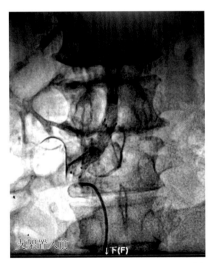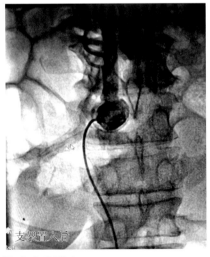

图 8-5　选择性动脉造影术

【诊疗总结】本例患者给出的初步诊断为由慢性乙肝造成的肝硬化，在完善腹部 MRI 及胃镜检查后，明确诊断为乙肝肝硬化代偿期。对于患者腹部不适的病因查找，我们从以下几方面进行排查：腹腔占位、腹腔积液（如结核）、腹腔感染（急性出血性坏死性小肠炎 / 急性肠系膜淋巴结炎）、肠道损伤（如不完全型肠梗阻）、泌尿系统疾病（如肾脏或输尿管结石）、胆道系统疾病（如胆管结石）及血管源性腹部不适。通过腹部增强 CT 检查及选择性动脉造影，目前明确诊断腹部不适原因为肠系膜上动脉动脉瘤所致。分析动脉瘤形成的主要原因为感染，以真菌感染、细菌性心内膜炎为主，发病年龄多在 50 岁以下；其次为动脉硬化，以及中膜退行性变性、结节性动脉炎等，发病年龄多在 50 岁以上；此外，门静脉高压症、高血压、先天性动脉发育不良、外伤和医源性损伤等亦为该病发生的原因，但临床少见。

肠系膜上动脉动脉瘤形成原因主要为感染和动脉硬化，门静脉高压所致动脉瘤临床中极为罕见。本病临床表现：患者可无特殊症状，仅表现为慢性肠道缺血症状，如腹部不适、进食后腹痛腹泻、食欲不振、便血、体重下降等。瘤体较大时，可触及腹部搏动性肿块，偶闻及收缩期血管杂音。肠系膜上动脉瘤可因瘤腔内血栓形成、血栓脱落造成肠管缺血、坏死。如果动脉瘤破裂，可以出现腹痛、血压下降等休克表现。腹部彩色多普勒超声检查总体发现率不高；腹部增强 CT 检查可使 90% 的患者获得诊断，而 CTA 检查可以明确肠系膜动脉瘤的部位、形态、侧支循环情况；选择性肠系膜血管造影则作为该病诊断的金标准。本病的手术治疗原则是切除动脉瘤，重建肠系膜血管，恢复肠道血供。介入治疗是重要的微创治疗手段。对于分支较少的部位可以考虑放置覆膜支架隔绝动脉瘤。对于侧支多的部位，如果无法进行手术治疗，可选择进行裸支架治疗，使瘤体内缓慢形成血栓，同时增加侧支循环，保证小肠供血。

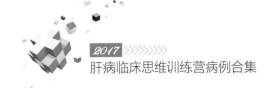

三、诊疗体会

首先,肝硬化伴有腹部不适的患者,不可简单地认为是"消化不良",我们应当考虑到是否合并存在血管源性的问题,应在排外其他引起腹部不适相关疾病的前提下,尽早进行 CTA 检查,以明确诊断,防止患者出现如动脉瘤破裂出血、肠管缺血坏死等严重并发症,甚至危及生命。其次,明确诊断后,尽早行手术或介入治疗,仍是该病治疗的关键,如腹腔内出血出现急症时才考虑到内脏动脉瘤存在可能,往往造成不可逆肠管坏死、休克,甚至死亡。最后,本例患者治疗的过程中,密切监测影像学变化,明确支架内血流是否通畅,支架是否在位,是否有血栓形成,同时需要口服阿司匹林预防血栓形成。

血小板减少、腹胀查因

一、病例基本信息

【主诉】患者，男，18岁，因"发现血小板减少1年，腹胀5个月"于2016年9月19日入院。

【现病史】患者1年前于当地医院体检发现"PLT 61×10^9/L、ALT 19 U/L、AST 24 U/L、TBIL 22.7 μmol/L、DBIL 10.10 μmol/L；HBsAg 阴性；腹部超声示肝脏弥漫损伤性回声改变、脾大并脾静脉增宽"，未治疗。7个月前至当地省医院就诊，查 WBC 3.9×10^9/L、PLT 67×10^9/L、ALT 19 U/L、AST 21 U/L、TBIL 23.6 μmol/L、DBIL 5.1 μmol/L；免疫球蛋白（Ig）、ANA、抗 dsDNA 抗体、铁蛋白、铜蓝蛋白均正常；未见 K-F 环；腹部超声示肝右静脉闭塞，肝实质回声弥漫性改变，脾大；上腹部 CT 示肝硬化，门静脉高压，脾大，肝静脉走行失常；下腔静脉 MRI 检查示门静脉高压，伴侧支循环形成，肝右静脉稍纤细，汇入下腔静脉，肝中静脉及肝左静脉汇入膈下静脉；胃镜检查未见明显异常，超声心动检查心内结构未见明显异常，心功能正常。当地医院诊断为布加氏综合征，给予对症治疗（具体不详），后带药（软肝丸、中药）出院，服药1周后自行停药。5个月前患者自觉腹胀，无双下肢水肿，未予诊治。1个月前复查：WBC 3.7×10^9/L、PLT 69×10^9/L、ALT 29 U/L、AST 26 U/L、TBIL 22.1 μmol/L、DBIL 6.5 μmol/L。为进一步明确诊断来我科就诊。患者病程中无长期发热、皮疹、关节痛，无口干、眼干、口腔溃疡，无呕血、黑便，

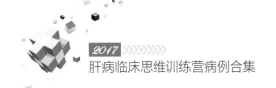

精神、饮食、睡眠可，二便正常，近 5 个月体重增加 3 kg。

【既往史及个人史】否认高血压、糖尿病、冠心病等慢性病史。否认肝炎、结核病史及密切接触史。否认外伤、手术、输血史及食物、药物过敏史。无血吸虫病疫水接触史，无地方病或传染病流行区居住史，无毒物、粉尘及放射性物质接触史，无吸烟、饮酒史。

【入院后查体】体温 36.5 ℃、脉搏 66 次 / 分、呼吸 18 次 / 分、血压 120/80 mmHg。神志清楚，精神可。皮肤黏膜色泽正常，无肝掌、蜘蛛痣，全身浅表淋巴结无肿大。巩膜无黄染，双肺呼吸音清，无啰音。心律齐，各瓣膜听诊区未闻及杂音。腹部饱满，未见腹壁静脉曲张，腹软，无压痛、反跳痛及肌紧张，肝脏肋下未触及，剑突下 3 cm 可触及，质韧，无压痛，脾脏肋下 2 cm 可触及，质韧，无压痛，移动性浊音阴性。肠鸣音正常。双侧下肢未见色素沉着，无可凹性水肿。

【入院诊断】肝硬化、门静脉高压原因待查。

二、临床讨论

第一次临床讨论：根据患者的病史、体征及外院前检查，患者肝硬化、门静脉高压的原因是什么？

患者青年男性，发现血小板减少 1 年，出现腹胀症状 5 个月，外院腹部超声示肝实质回声弥漫性改变、脾大，腹部 CT 提示肝硬化、门静脉高压、脾大，考虑"肝硬化、门静脉高压"的原因可能有以下几种：

（1）布加氏综合征：由于各种原因所致的肝静脉或其开口以上的下腔静脉狭窄闭塞，肝静脉和下腔静脉血液回流障碍，产生肝大及疼痛、腹水、肝脏功能障碍等一系列临床表现。本患者外院曾诊断为布加氏综合征，但患者肝功能正常，肝脏无淤血性肿大，不支持布加氏综合征诊断，入院后复查腹部增强 MRI 可进一步明确。

（2）遗传性或代谢性肝病：患者为青年男性，肝硬化的原因需要考虑遗传性或代谢性肝病，其包括两种疾病：①血色病：由于铁代谢障碍，过多铁质在肝组织沉着所引起的肝硬化，临床上主要有肝硬化、糖尿病、皮肤色素沉着及性腺萎缩等表现。患者无皮肤色素沉着、糖尿病，外院查铁蛋白正常，不支持血色病。入院后可复查铁蛋白，进一步查转铁蛋白饱和度，必要时行肝穿组织铁染色及基因检测。②肝豆状核变性：由于铜代谢异常，过多铜质沉积于肝、脑组织引起的疾病，主要病变为双侧脑基底核变性和肝硬化，临床上出现精神障碍、锥体外系症状和肝硬化症状。患者无精神障碍、锥体外系症状，外院查铜蓝蛋白正常，未见 K–F 环，不支持肝豆状核变性。入院后可复查血铜蓝蛋白、角膜 K–F 环，必要时可完善颅脑 MRI、24 小时尿铜、肝穿组织铜染色及基因检测。

（3）α1– 抗胰蛋白酶缺乏症：由于 α1– 抗胰蛋白酶缺乏引起的先天性代谢病，临床常导致新生儿肝炎，婴幼儿和成人的肝硬化、肝癌和肺气肿等。入院后可筛查 α1– 抗胰蛋白酶、胸片。

（4）先天性肝纤维化：常染色体隐性遗传性疾病，以门管区结缔组织增生、小胆管增生为特征，以继发性的门静脉高压症及其并发症为主要表现，也有一部分可能合并先天性肝内胆管扩张或多囊肾。本患者肝功能基本正常，以门静脉高压、脾大、脾功能亢进为主要表现，需考虑先天性肝纤维化的可能。入院后可行肝穿刺活检病理进一步明确。

（5）特发性门静脉高压：其具有门静脉高压症的临床表现，可反复出现呕血、黑便，对消化道出血有较好的耐受性，实验室检查肝功能可正常。本例患者腹部 CT 提示明显的门静脉高压，根据入院时的临床资料不能除外特发性门静脉高压的诊断。入院后可行肝穿刺活检病理以进一步明确。

（6）病毒性肝炎：慢性乙型、丙型病毒性肝炎均可导致肝硬化。患者外院查 HBsAg（ － ），入院后可查乙肝五项、丙肝抗体筛查有无乙肝、丙肝病毒感染，必要时进一步查乙型肝炎病毒定量、丙型肝炎病毒定量。

（7）自身免疫性肝病：包括自身免疫性肝炎、原发性胆汁性胆管炎、

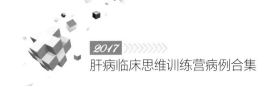

原发性硬化性胆管炎。患者为青年男性，否认长期发热、皮疹、关节痛、眼干、口干、口腔溃疡，外院查免疫球蛋白、ANA、抗dsDNA抗体均正常，自身免疫性肝病证据不足。入院后复查免疫球蛋白、ANA，进一步查抗平滑肌抗体（ASMA）、抗可溶性肝抗原抗体（anti-SLA）、抗肝肾微粒体-1（LKM-1）抗体、抗肝细胞溶质抗原-1（LC-1）抗体、抗线粒体抗体（AMA）、抗中性粒细胞胞浆抗体（ANCA）等。

患者无饮酒史，无腹型肥胖，既往无脂肪肝病史，无高血压、糖尿病、高脂血症等疾病，可除外酒精性及非酒精性脂肪性肝病。同时否认化学毒物接触史，否认长期服用药物史，不支持化学毒物或药物性肝损伤。

【进一步完善检查和治疗】血常规：WBC 4.20×10⁹/L、Neu 3.18×10⁹/L、Hb 128 g/dl、MCV 91.6 fl、MCH 32.7 pg，PLT 53×10⁹/L↓。尿常规：蛋白阴性，WBC 22个/μl↑、RBC 18个/μl↑，细菌1216个/μl↑，余未见异常。便常规未见异常。

生化检查：ALT 25 U/L、AST 30 U/L、GGT 37 U/L、ALP 74 U/L、TP 65.1 g/L、ALB 42.5 g/L、TBIL 29.7 μmol/L↑，DBIL 11.8 μmol/L↑、CHO 3.83 mmol/L、TG 0.61 mmol/L。凝血功能：PT 12.0 s、PTA 85%、PT-INR 1.12、FIB 331 mg/dl。肿瘤常规：AFP、CEA、CA19-9均正常。甲状腺功能均正常。HBsAg阴性；抗-HCV阴性。免疫球蛋白：IgG、IgA、IgM均正常。自身抗体谱：ANA、ASMA、anti-SLA、LKM-1、LC-1、AMA、ANCA、ENA均阴性。铜蓝蛋白31.9 mg/dl；铁蛋白109.8 ng/ml；转铁蛋白饱和度30%；α1-抗胰蛋白酶正常。

胸片：未见异常。腹部B超：弥漫性肝损害伴脾大，肝右静脉显示不清，双肾增大，双肾弥漫性病变。腹部MRI表现（图8-6）：三支肝静脉变窄，肝右静脉隐约汇入下腔静脉，肝中静脉及肝左静脉未见汇入下腔静脉，肝段下腔静脉明显狭窄，以上考虑布加氏综合征；门静脉高压，门静脉右支较细，静脉曲张，脾大，肝硬化；肝内部分小胆管轻度扩张。双肾髓质多发囊性病变，部分内有出血，考虑先天性病变。

肝组织学活检结果：病理光镜下所见（图 8-7）：穿刺肝组织小，纤维间隔形成，小叶间胆管扩张，小胆管数量增多，偶见胆管内淤胆，小叶间静脉扩张可见，少量炎细胞浸润，未见明显界面炎，肝细胞较弥漫性水样变性，个别区域小叶结构略显紊乱；免疫组化：CK7（胆管 +），MUM-1（－），铜染色（－），铁染色（－）。结论：肝纤维化伴门静脉高压，轻度胆管内淤胆，不除外先天性肝纤维化伴 Caroli's 病，未见典型布加氏综合征肝组织改变。

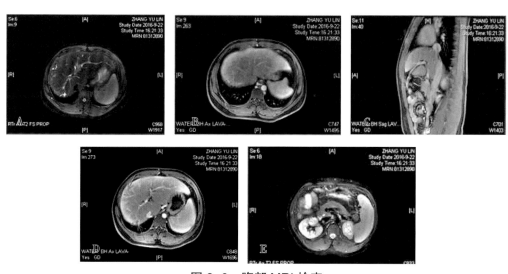

图 8-6　腹部 MRI 检查

注：A：肝脏形态改变，左叶、尾叶增大，右叶缩小；B：三支肝静脉狭窄；C：肝段下腔静脉狭窄；D：肝内部分小胆管轻度扩张；E：脾大，双肾髓质多发囊性病变，部分内有出血。

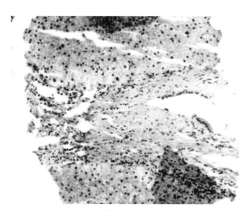

图 8-7　肝穿组织活检病理（HE 染色 ×100 倍）

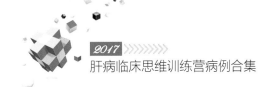

第二次临床讨论：患者的最终诊断是什么？采取什么治疗方案？

根据入院后化验检查，铜蓝蛋白正常，眼科会诊未见 K-F 环，不支持肝豆状核变性；铁蛋白、转铁蛋白饱和度正常，腹部 MRI 未见肝脏含铁血黄素沉积，不支持血色病；α1- 抗胰蛋白酶正常，胸片未见异常，不支持 α1- 抗胰蛋白酶缺乏症；HBsAg、抗 -HCV 为阴性，排除病毒性肝炎所致肝硬化；IgG 正常，ANA、ASMA、anti-SLA、LKM-1、LC-1 均为阴性，不支持自身免疫性肝炎；ALP、IgM 正常，AMA 阴性，不支持原发性胆汁性胆管炎；ANCA 阴性，腹部 MRI 未见胆管串珠样改变，不支持原发性硬化性胆管炎。

排除上述疾病后将诊断重点放到布加氏综合征、先天性肝纤维化和特发性门静脉高压上。尽管患者入院后查腹部增强 MRI 再次提示布加氏综合征的可能，但从临床角度出发仍对其表示怀疑，因为急性布加氏综合征多以右上腹痛、大量腹水和肝脏肿大为突出症状，慢性病例多以肝脏肿大、门 - 体侧支循环形成和持续存在的腹水为特征，而患者肝功能基本正常，肝脏无淤血性肿大，无大量腹水、反复食道胃底静脉曲张破裂出血，与布加氏综合征表现不符。患者为青年男性，存在门静脉高压但肝功能正常，腹部 MRI 提示肝内部分小胆管轻度扩张、双肾髓质多发囊性病变，结合肝活检病理提示"纤维间隔形成，小叶间胆管扩张"，明确肝硬化、门静脉高压的诊断为 Caroli's 综合征。

患者本次主要为明确诊断入院，无呕血、黑便，白细胞及血小板降低尚在耐受范围内，外院胃镜检查未见食道胃底静脉曲张，暂不需要行分流术或脾切除、食管贲门胃底断流术及肝移植术。患者肾功能正常，伴轻度泌尿系感染，给予抗感染治疗

【最终诊断】① Caroli's 综合征、门静脉高压、脾大、脾功能亢进。②多囊性肾病 [常染色体隐性遗传性多囊性肾病（ARPKD）可能性大]。③泌尿系感染。

三、诊疗体会

Caroli's综合征即Caroli's病Ⅱ型。Caroli's病又称交通型海绵状肝内胆管扩张，是一种罕见的先天性肝内胆管扩张性疾病。目前该病被认为是一种常染色体隐性遗传病。有研究认为Caroli's病的发病与*PKHD1*基因突变相关，而*PKHD1*基因突变还可以导致先天性肝纤维化和常染色体隐性遗传性多囊肾病，三者联系密切。Caroli's病可于任何年龄段起病，主要见于儿童和青年。其病变范围可以累及一段、一叶或双侧肝内胆管。临床表现多缺乏特异性，早期亦可无明显症状，典型者可表现为腹痛、黄疸和腹部肿块三联征。根据是否存在肝纤维化和门静脉高压，可将其分为两类：Ⅰ型为单纯性肝内胆管扩张合并胆管炎或胆道结石，但无肝纤维化和门静脉高压；Ⅱ型为合并肝纤维化，常有门静脉高压、上消化道出血、脾功能亢进等并发症，此型多于胆管炎或梗阻性黄疸出现前即有肝硬化，亦称为Caroli's综合征。

本患者无典型腹痛、黄疸和腹部肿块三联征，但腹部MRI提示肝内部分小胆管轻度扩张，主要分布于右叶，病理提示纤维间隔形成，小叶间胆管扩张，结合患者存在肝硬化、门静脉高压、脾大、脾功能亢进、双肾髓质多发囊性病变，Caroli's综合征诊断明确。结合此例患者的诊疗经过，我们体会到青少年出现肝硬化，要首先考虑遗传性肝病。肝硬化门静脉高压程度与肝功能不匹配，并伴有肝内胆管囊性扩张的患者要想到Caroli's综合征的可能。Caroli's综合征为少见疾病，临床医生要提高其诊断准确性，关键在于提高对该病的认识。

黄疸、肝硬化待查

北京大学人民医院　谢艳迪

一、病例基本信息

患者，男，55 岁，汉族，退休党员。主因"黄疸 20 余年，发现肝硬化 8 月余"于 2016 年 6 月 28 日入院。

【现病史】患者 20 余年前因巩膜黄染查生化发现胆红素升高（具体数值不详），无发热、肌痛、腹痛、腹泻、大便发白、恶心、呕吐等不适。当地医院考虑为"胆囊炎"并行"开腹探查术"，切取部分肝组织行病理活检，患者诉病理结果未见异常，后诊断为"体质性黄疸"，未予特殊治疗。1 年前患者因乏力、易倦，巩膜黄染，伴尿液浓茶色，就诊于当地医院，查血常规示：WBC 3.77×10^9/L、RBC 4.12×10^{12}/L、Hb 100 g/L、PLT 51×10^9/L、MCV 76.9 fl、MCH 25.5 pg；生化示：ALT 44 U/L、AST 57 U/L、TP 64.7 g/L、GGT 54 U/L、ALB 34.6 g/L、TBIL 110.22 μmol/L、DBIL 19.44 μmol/L、总胆汁酸 89.1 μmol/L；完善骨穿检查未见明显异常，给予保肝、退黄治疗后肝功能及胆红素未见明显好转。8 个月前就诊于北京某医院，查腹部影像学提示肝硬化，门静脉高压可能，脾大。完善甲、乙、丙、戊型肝炎病毒、自身免疫性肝病相关抗体、自身免疫性溶血检验等均未见异常，予保肝、退黄治疗后未有明显好转。现为进一步诊治就诊于我院。患者自发病以来，精神、饮食、睡眠可，小便如前述，大便正常，体重近 1 年内进行性下降 10 kg。

【既往史、个人史、家族史】胆结石病史 30 余年；有手术史，无血制品输注史，无过敏史。原籍出生，无外地久居史，无血吸虫病、疫水接触史，无毒物、粉尘及放射性物质接触史，生活较规律，无吸烟、饮酒史。家庭和睦，配偶体健，子女体健。养父因"肝癌"去世；否认家族性遗传病、传染病史，无冠心病早发家族史，无高血压家族史，无糖尿病家族史。

【入院查体】体温 36.2 ℃，脉搏 72 次 / 分，呼吸 19 次 / 分，血压 105/60 mmHg，神志清楚、精神可。肤色较黑，无肝掌，无蜘蛛痣，皮肤、巩膜黄染。双肺呼吸音清，未闻及干湿啰音。心率 72 次 / 分，律齐，无杂音。腹部平坦，腹部正中可见一长约 20 cm 纵行手术瘢痕，右下腹可见一长约 2 cm 手术瘢痕，腹壁柔软，无压痛、肌紧张，Murphy 征阴性，肝脏肋下未触及、剑突下未触及，脾大，质硬、边缘钝、无触痛，甲乙线 15 cm，甲丙线 22 cm，丁戊线 5 cm 余，移动性浊音阴性，双侧肾区无叩痛，双侧下肢无可凹性水肿。

【入院前相关检查】血常规（2016 年 6 月 11 日外院）：WBC 1.62×10^9/L、RBC 3.26×10^{12}/L、Hb 77 g/L、PLT 47×10^9/L、MCV 72.3 fl、MCH 22.5 pg。

生化（2016 年 6 月 11 日外院）：ALT 80 U/L、AST 111 U/L、TP 60.6 g/L、ALB 34.6 g/L、TBIL 159.62 μmol/L、DBIL 20 μmol/L、总胆汁酸 33.95 μmol/L。

肿瘤标志物（2016 年 3 月 5 日外院）：铁蛋白 1481 ng/ml、CA19-9 133.5 U/ml、CA15-3 27.3 U/ml、AFP 7.09 IU/ml，CEA 及 CA125 未见异常。乙肝、丙肝、梅毒、HIV 病原学检测均阴性。

腹部超声（2016 年 6 月 17 日我院）：肝脏不均质改变，左肝低回声，性质待定；胆囊结石，淤胆，肝外胆管轻度扩张，腔内透声差；脾大，建议进一步检查。

二、临床讨论

第一次临床讨论：患者初步考虑？进一步处理？

患者中年男性，黄疸病史 20 余年，但既往诊疗经过不是很清楚。患者近期辅助检查提示 TBIL 升高，以 IBIL 升高为主（间胆比值接近 90%），三系减

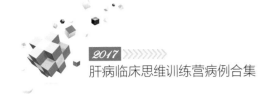

低、巨脾。8个月前外院提示肝硬化，但我院腹部超声并未提示肝硬化，患者有肝功能异常、白蛋白减低，巨脾是肝硬化、门静脉高压的表现还是另有原因？肝硬化的诊断是否能成立呢？这些疑问需入院后完善检查再进行评估。结合病史及院外辅助检查，分析黄疸的原因有以下几种可能：

（1）溶血性黄疸：患者 IBIL 占 TBIL 的比例接近 90%，伴有贫血、巨脾，应首先考虑溶血性黄疸，需完善外周血涂片了解是否有红细胞形态异常，查抗人球蛋白试验、PNH 免疫分型、血红蛋白电泳等检查，以鉴别自身免疫性溶血性贫血、阵发性睡眠性血红蛋白尿、血红蛋白病等。血常规提示小细胞低色素性贫血，应注意检测血清铁、铁蛋白、转铁蛋白饱和度、总铁结合力，鉴别缺铁性贫血、铁粒幼细胞性贫血、珠蛋白生成障碍性贫血等。

（2）Gilbert 综合征：Gilbert 综合征又称为体质性肝功能不良性黄疸，属一种较常见的遗传性非结合胆红素血症，临床表现特点为长期间歇性轻度黄疸，多无明显症状。血清非结合胆红素增高，尿胆红素阴性，尿胆原含量正常，无显性或隐性溶血性黄疸。该患者 20 余年前曾经被诊断为体质性黄疸，但无相关家族史，黄疸的同时伴有巨脾、三系减低，与 Gilbert 综合征的良性疾病过程不相符。

【入院后进一步完善检查】血常规：WBC 2.09×10^9/L ↓、Neu 1.27×10^9/L ↓、Hb 88 g/L ↓、PLT 40×10^9/L ↓、PET 1.81% ↑、MCV 73.7 fl ↓、MCH 23.3 pg ↓。生化检查：GPT 37 U/L、GOT 47 U/L ↑、GGT 27 U/L、ALP 89 U/L、HBDH 215 U/L ↑、白蛋白 39.9 g/L ↓、肌酐 58 μmol/L ↓、TBIL 131.0 μmol/L ↑、DBIL 17.9 μmol/L ↑、血糖 4.9 mmol/L。凝血分析：PT 17.8 s ↑、PTA 46% ↓、PT-INR 1.66 ↑、FIB 100 mg/dl ↓。肿瘤常规：AFP 10.02 ng/ml ↑、CA19-9 93.79 U/ml ↑、CYFRA21-1 4.51 ng/ml ↑。尿常规：尿胆原（＋），尿胆红素阴性。

病毒学：HBsAg 阴性；HBV-DNA 测定（进口试剂）：未检测到靶标；抗-HCV 阴性；抗-HIV 阴性。免疫学：ANA、抗平滑肌抗体、抗线粒体抗体、抗髓过氧化物酶抗体、抗肝肾微粒体抗体、抗 ENA 抗体均未见异常；免疫球蛋白 G 17.8 g/L ↑、补体 C3 0.357 g/L ↓、补体 C4 0.057 g/L ↓。甲状腺功能无异常。铜蓝蛋白 0.136 g/L ↓（正常范围：0.21 ～ 0.53 g/L）。24 小时尿铜测定：52.4 μg/24h ↑（正常范围：15 ～ 30 μg/24h）。

眼科会诊示：双角膜透明，未见明确 K-F 环。

血液系统相关检查：贫血检测：血清铁 43.89 μmol/L ↑，总铁结合力 44.70 μmol/L ↓，不饱和铁结合力 0.81 μmol/L ↓。贫血组合：维生素 B$_{12}$ 1393.0 pg/ml ↑，铁蛋白 1085.0 ng/ml ↑；外周血涂片：可见有核红细胞、靶形红细胞，可见破碎红细胞小于 1%。结合珠蛋白（HPT）< 5.83 mg/dl ↓（参考区间：36 ～ 195 mg/dl）。血浆游离血红蛋白 140 mg/L ↑（参考区间：0 ～ 40 mg/L）。PNH 相关免疫分型示红细胞和髓细胞均未见明显 PNH 克隆。抗人球蛋白综合试验：抗人球广谱（+/ —），抗人球 IgG（1+），补体 C3d（ — ），自身对照（ — ）。

腹部 MRI（图 9-1）示：肝 S2 段及 S7 段血管瘤，请结合临床随诊。肝脏含铁血黄素沉着，肝硬化，门静脉高压可能，脾大，肝脏信号明显不均匀，请结合临床随诊，必要时进一步检查。胆囊结石，请结合临床。头颅核磁示双侧基底节区、半卵圆中心少许腔隙灶。额窦、蝶窦、双侧上颌窦、双侧筛窦轻度炎症。超声心动图示左房轻度扩大。

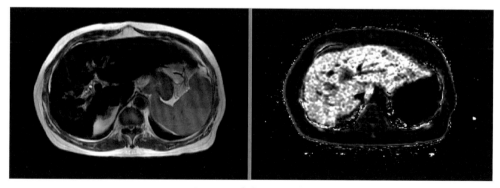

图 9-1　腹部 MRI 检查

第二次临床讨论：最可能考虑？进一步处理？

本例患者贫血、网织红细胞比例升高、结合珠蛋白减低、游离血红蛋白

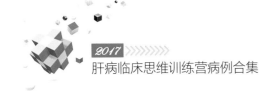

升高、胆红素升高以 IBIL 升高为主、尿胆原阳性、尿胆红素阴性、巨脾，以上均提示慢性溶血性贫血；抗人球蛋白试验阴性，不支持自身免疫性溶血性贫血；PNH 免疫分型阴性，不支持阵发性睡眠性血红蛋白尿；血常规提示小细胞低色素性贫血，外周血涂片可见靶形红细胞，血清铁、铁蛋白升高，转铁蛋白饱和度明显升高，总铁结合力下降，提示地中海性贫血可能性大。患者来自河北，并非地中海贫血高发地区，建议完善血红蛋白电泳，必要时考虑查地中海贫血相关基因。

腹部核磁提示肝硬化、门静脉高压，肝功能异常、低白蛋白血症、凝血功能下降，综合考虑肝硬化代偿期诊断明确，分析肝硬化原因，病史及辅助检查不支持慢性病毒性肝炎、酒精性肝病、药物性肝损害，以及自身免疫性肝病，需注意重点鉴别遗传代谢性肝病。

（1）肝豆状核变性：该病是一种常染色体隐性遗传的铜代谢障碍性疾病，以铜代谢障碍引起的肝硬化、基底节损害为主的脑变性疾病为特点。本例患者铜蓝蛋白降低、24 小时尿铜增加、Coombs 试验阴性（溶血性贫血），但眼底检查未见 K-F 环，无震颤、肌张力异常、共济失调等神经系统受累症状。根据 2012 年欧洲肝脏病学会 Wilson's 疾病诊疗指南进行评分，本例患者得分为 3 分，为可能诊断，需进一步完善检查，包括基因检测、肝组织铜定量。

（2）血色病（hemochromatosis，HC）：其分为原发性血色病（primary hemochromatosis，PHC）和继发性血色病（secondary hemochromatosis，SHC）。PHC 是一种常染色体隐性遗传病，由于肠道铁吸收不适当增加致过多的铁储存于肝脏、心脏和胰腺等实质性细胞中，导致组织器官退行性变和弥漫性纤维化、代谢和功能失常。SHC 见于慢性溶血、反复输血等继发铁负荷过重的患者。血色病主要临床特点为皮肤色素沉着、肝硬化、继发性糖尿病。患者肤色较深、铁蛋白明显升高，应完善转铁蛋白饱和度、HFE 基因、肝穿刺活检等检查以进一步明确。

【进一步检查】血红蛋白电泳：HbA 88.7% ↓、HbA2 5.4% ↑、HbF 5.9% ↑；外送地中海贫血基因检测示 β - 地中海贫血。血色病基因及肝豆状核变性基因检测均未见异常。

【最终诊断】根据以上病例特点，考虑诊断为"β-地中海贫血（轻型），SHC，肝硬化代偿期，门静脉高压，脾大，脾功能亢进，肝血管瘤，胆囊结石"。

【治疗】患者轻型 β-地中海贫血诊断明确，暂不考虑行脾脏切除治疗，治疗以降低铁负荷、减少内脏铁沉积为主，因我院无驱铁治疗药物，建议患者可至相关专科医院继续治疗，定期复查血常规、肝肾功、电解质、腹部 B 超等各项指标，并密切随诊。

三、诊疗体会

（1）地中海贫血

地中海贫血（或称珠蛋白生成障碍性贫血）是一种典型的单基因隐性遗传性疾病，由珠蛋白基因的缺失或点突变所致，引起正常血红蛋白组分合成减少或缺乏。根据生成减少的珠蛋白链种类对地中海贫血进行分类，α 链合成减少称为 α-地中海贫血，β 链合成减少称为 β-地中海贫血。东南亚是此病高发地区之一，我国广西、广东、四川等省发病率较高。患者的实验室检查特点包括小红细胞、低色素红细胞、红细胞大小不等、红细胞形状不一、靶形红细胞增多是地中海贫血的血液学特征。

血红蛋白组分分析是地中海贫血筛查诊断不可缺少的检查项目。HbA2 增高是轻型 β-地中海贫血的重要筛查诊断指标，用于诊断 β-地中海贫血杂合子的截断值为 > 3.5%。HbF 增高见于 β-地中海贫血、胎儿血红蛋白持续存在综合征等。纯合子 β-地中海贫血患者的 HbF 常明显增高，多在 30% 以上；部分轻型 β-地中海贫血患者的 HbF 轻度增高，一般不超过 5%，HbA2 多为 3% ~ 8%。基因诊断是地中海贫血诊断的金标准。目前用于地中海贫血基因诊断的方法基本上是基于核酸杂交、PCR、凝胶分离技术、色谱分析技术中 1 ~ 2 项的组合建立的。

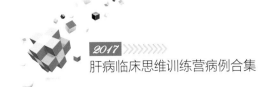

在治疗方面，重型地中海贫血患者需定期输血以维持生命，随红细胞输入的血红蛋白铁在红细胞破坏后沉积于肝脏、心脏、胰腺、性腺等重要脏器，导致器官功能障碍，形成继发性血色病，是地中海贫血患者的主要死亡原因。轻型地中海贫血不需定期输血，但是由于长期贫血，导致机体肠道铁吸收增加，同样存在铁超载现象。应在出现器官功能障碍前开始祛铁治疗。当出现输血需求量逐年增加、脾功能亢进或巨脾压迫症状时可以切脾治疗。重型地中海贫血可以行异基因造血干细胞移植。

（2）继发性血色病

继发性血色病（SHC）是一种少见的铁代谢异常疾病。根据发病原因分为 PHC 和 SHC 两类。PHC 是一种铁代谢异常的常染色体隐性遗传性疾病，与 *HFE* 基因中 *C282Y* 错义突变型密切相关，患者肠轴膜细胞及肝细胞表面的膜铁结合蛋白增加，每天铁吸收量稍多于正常人，而人体每天铁排出量极少，致使体内贮存铁逐渐增多，具有明显的家族性，若治疗不及时则预后较差。SHC 由多种原因引起，常继发于血液病，如重型地中海贫血和铁幼粒细胞性贫血。由于骨髓造血功能代偿性增加，红骨髓无效增生活跃，肠道对铁吸收增强，加之铁利用障碍，使体内过量的铁沉积于肝脏、脾脏、胰腺和骨髓等，参与过氧化反应、氧自由基产物聚集，导致相应器官功能损害和结构破坏。典型临床表现为多器官损害，包括皮肤色素沉着、肝脾肿大、肝硬化、糖尿病、心脏病变（心律失常、心脏扩大、心力衰竭）、关节病变等。

本例即为长期的地中海贫血导致肝脏内铁沉积的 SHC，具有肝硬化的表现（门静脉高压、脾大、脾功能亢进）等。应及早开始祛铁治疗。最常用的铁螯合剂是去铁胺，持续静脉或皮下输注祛铁效果优于肌肉注射。常用剂量为 20～40 mg/（kg·d），皮下注射，持续 8～12 小时，每月 4～6 次。该药毒性较低，可长期使用。口服祛铁剂的出现，包括地拉罗司和去铁酮，使治疗更加方便。

肝脾肿大、腹痛的真凶

一、病例基本信息

患者，女，39岁，主因"间断腹痛1月余，加重伴腹胀2周"于2016年6月7日入院。

【现病史】患者于入院前1月余无明显诱因间断出现腹部疼痛，与进食无关，无腹泻，无恶心、呕吐，无头痛、头晕，自觉有间断发热（但体温未测），无盗汗，遂自行服用胃药（具体不详），但症状未见缓解。于入院前2周患者腹部疼痛的频率及时间明显延长，并伴有明显腹胀，以及乏力，纳差，外院就诊，查血常规：WBC 3.40×10⁹/L、Hb 118 g/L、PLT 44×10⁹/L。肝功能：TBIL 13.3 μmol/L、DBIL 6.9 μmol/L、ALT 23 U/L、AST 64 U/L、GGT 115 U/L、ALP 330 U/L。传染病检查：HBsAg（＋），HBcAb（＋），抗-HCV阴性，甲肝、戊肝抗体IgM（－），抗-HIV阴性。腹部超声：肝大，肝内钙化灶；胆囊壁增厚；胆囊息肉样病变（多发）；脾大，胆管、胰、肾脏未见异常。子宫、附件彩超：左侧附件区囊性占位；盆腔少量积液。结合上述检查外院给予对症支持治疗（具体药物及剂量不详），但腹部胀痛症状未见缓解，并有加重趋势，建议转入我院进一步明确诊治。

【既往史】既往患者无吸烟、饮酒史。无外伤史，于2008年当地医院行右侧卵巢囊肿切除术，术后恢复可。无吃鱼生史；无血吸虫疫区逗留史。无长期服用肝损药物史。患者长期从事牲畜屠宰工作。

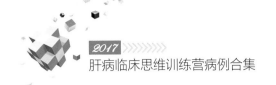

【入院后查体】入院后测量体温波动在 38.0 ℃左右。全身皮肤黏膜无皮疹，巩膜无黄染；无肝掌、蜘蛛痣。全身浅表淋巴结未触及肿大。心肺查体无明显异常。腹部平坦，柔软，于腹壁中下部可见一长约 10 cm 手术瘢痕，愈合良好，剑突下轻压痛，无反跳痛，肝脾肋下触诊隐约可及，质地软，移动性浊音阴性，双下肢无浮肿。

【入院诊断】①肝脾肿大原因待查？②腹痛原因待查？③发热原因待查？④血小板减少原因待查？⑤ HBeAg 阴性，慢性乙型病毒性肝炎。

二、临床讨论

第一次临床讨论：根据患者症状、体征及入院前外院检查，该患者肝脾肿大与腹痛、发热的相互关系？血小板减少是否与慢乙肝有关？需要进一步做哪些检查来明确诊断？

患者为中青年女性，急性起病，因"间断腹痛 1 月余，加重伴腹胀 2 周"入院，患者"慢性乙型病毒性肝炎"诊断明确，因患者肝脾肿大明显，同时伴有腹痛、发热，以及血小板下降，因此，进一步需要明确是否与慢性乙型病毒性肝炎有关。而对于患者腹痛、发热的病因查找，我们从以下几方面进行逐一排查：腹腔占位、腹腔积液（如结核）；腹腔感染（急性出血性坏死性小肠炎/急性肠系膜淋巴结炎）；肠道损伤（如肠梗阻）；泌尿系统疾病（如肾脏或输尿管结石）；胆道系统疾病（如胆管结石、胰腺炎）；血管源性腹痛（如肠系膜静脉血栓）；过敏性因素。

【入院后检查】血常规：WBC 3.6×10^9/L、Hb 111 g/L、PLT 48×10^9/L；尿常规：胆红素（＋），尿蛋白（＋）；粪常规：潜血（＋）；血生化：ALT 54 U/L、AST 81 U/L、ALB 32.3 g/L、TBIL 17.1 μmol/L、GGT 104 U/L、ALP 394 U/L、LDH 256 U/L；凝血功能：PT 71.5%，D- 二聚体 6.4 mg/L；AFP 1.83 ng/ml。乙肝三系定量：HBsAg 滴度 12.2 IU/ml、HBeAg 滴度 0.69 COI、抗 -HBc 滴度 0.009 COI；HBV-DNA ＜ 20 IU/ml（罗氏 cobas 试剂检测）；FibroScan：

E 4.6 kPa；ICG 0.7%。

　　进一步完善泌尿系彩超检查未见异常，排除泌尿系结石；行腹部平片检查未见异常，排除肠梗阻；行腹部彩超示肝脾肿大，门、脾静脉未见异常，胆管通畅，排除胆管结石；因患者有发热，所以完善炎症指标，ESR 66 mm/h、CRP 26.62 mg/L 及 PCT 0.430 ng/ml 均有升高。因进一步排除结核感染的可能，完善 T-SPOT 检查为阴性；结核杆菌抗体阴性；因患者为中青年女性，进一步排查自身抗体，其结果均为阴性，免疫球蛋白基本正常；因患者有腹痛症状，虽然血淀粉酶在正常范围，但排查尿淀粉酶明显升高（1305 U/L，参考值：0～640 U/L）；因患者肝脾肿大，进一步完善腹部 MRI 检查（图 9-2），同时因患者粪潜血阳性，因此行胃镜检查提示胃黏膜广泛糜烂充血，紫癜胃（图 9-3）。但因患者腹痛症状明显，因此未接受肠镜检查。

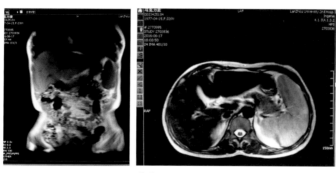

图 9-2　腹部 MRI 示肝脾肿大

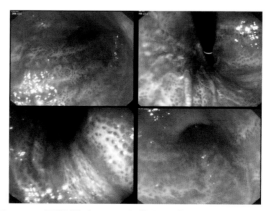

图 9-3　胃镜检查示胃黏膜广泛糜烂充血，紫癜胃

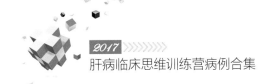

【进一步完善检查及治疗】入院后给予保肝，营养支持治疗，同时给予西咪替丁、葡萄糖酸钙、维生素 C 等抗过敏治疗，第三天后患者腹部胀痛症状明显缓解，但体温仍波动在 38.5 ℃左右，同时复查尿淀粉酶已降至 37 U/L。

第二次临床讨论：患者腹痛症状明显缓解，但发热及肝脾肿大的真凶是谁？

【进一步检查】入院 1 周骨髓检查示增生性骨髓象；患者不接受肝穿检查，故未能对其慢性乙肝组织学状态进行评估。胃镜检查：胃黏膜广泛糜烂充血，紫癜胃。因患者从事羊屠宰工作，因此于地方病研究所行标准凝集试验试管法（STA）检测布鲁氏杆菌特异性抗体，滴度 ≥ 1 ∶ 640，提示阳性（≥ 1 ∶ 160 为阳性提示），同时血液培养布鲁氏杆菌阳性。

【目前诊断】羊布鲁氏杆菌病、过敏性紫癜（腹型）、HBeAg 阴性慢性乙型病毒性肝炎（非活动性）。

【调整治疗方案】头孢曲松 2 g ivgtt qd 5 天 + 多西环素 0.2g po qd 21 天 + 利福喷汀 0.1g po qd 21 天；同时继续给予保肝、抗过敏治疗，积极补充热卡和补液支持治疗。治疗 3 天后体温降至 36.5 ℃，头孢曲松静脉滴注 5 天后患者出院随诊。

【诊断依据】地方病研究所检测布鲁氏杆菌，同时血培养可检出布鲁氏杆菌。胃镜检查可见黏膜充血、糜烂，呈紫癜样改变。应用抗过敏药物腹痛症状明显缓解。抗布鲁氏杆菌病药物治疗后患者再无发热。

【出院前复查】复查相关炎症指标均较入院时明显好转（ESR 32 mm/h、CRP 10.2 mg/L、PCT 0.030 ng/ml）（表 9-1）。胃镜检查示胃黏膜糜烂充血较前明显好转（图 9-4）。

患者于 2016 年 6 月 8 日给予抗过敏治疗，三天后患者腹痛症状明显缓解。通过规范抗布鲁氏杆菌病治疗，患者再未出现发热。因患者外周血 HBV-DNA 未复制，且肝功能基本正常，因此，未给予抗病毒药物治疗，并嘱患者注意定期复查。此后，患者因交通不便，在当地医院完成余下的 4 次抗布鲁氏杆菌病治疗。

表 9-1　血液指标复查

检查项＼时间	2016 年 6 月 7 日	2016 年 6 月 10 日	2016 年 6 月 16 日
WBC（×10⁹/L）	3.60	3.44	3.82
Hb（g/L）	111	113	115
PLT（×10⁹/L）	48	60	88
ALT（U/L）	54	37	21
AST（U/L）	81	62	57
ALP（U/L）	394	261	177
TBIL（μmol/L）	17.1	16.3	10.8
ALB（g/L）	32.3	33.2	35.2
PT（%）	71.5	-	84.9
D- 二聚体（mg/L）	6.4	-	0.67

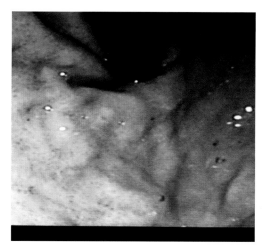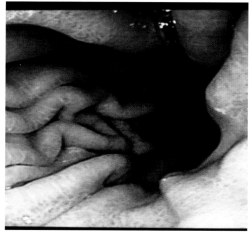

图 9-4　胃镜检查示胃黏膜糜烂充血较前明显好转

三、诊疗体会

首先，布鲁氏杆菌病在我国西北地区属于高发，因此，充分了解患者的职业（患者长期从事羊屠宰工作）对疾病的诊断会有极大的帮助。其次，在

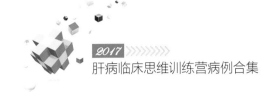
分析腹痛的原因时，视野不能单纯局限于腹部疾病，应当与发热联系起来，这也是"一元论"告诉我们的。再次，不能放过任何临床中最基本的检查结果（比如粪常规中潜血阳性，进一步完善胃镜及肠镜检查，从而发现了腹痛真正的原因）。最后，在本例患者诊治的过程中，我们认为胃肠型过敏性紫癜的病因为布鲁氏杆菌感染所致，因此，抗过敏治疗仅能缓解腹痛症状，而抗布鲁氏杆菌病治疗才是对病因治疗。

【疾病知识拓展】布鲁氏杆菌病（brucellosis）又称波浪热，由布鲁氏杆菌引起，以长期发热、多汗、关节疼痛、肝脾肿大和慢性化为特征的人畜共患传染病。布鲁氏杆菌属按储存宿主不同可分为6种：羊种菌、牛种菌、猪种菌、犬种菌、绵羊附睾种菌及沙林鼠种菌。本菌属分型对临床和流行病学有重要意义。羊种菌致病力最强，感染后临床症状重。布鲁氏杆菌首先感染家畜，家畜临床表现不明显。布鲁氏杆菌可经消化道、呼吸道、生殖系统黏膜及损伤，甚至未损伤的皮肤等多种途径传播，通过接触或食入感染动物的分泌物、体液、尸体及污染的肉、奶等而感染。动物布鲁氏杆菌可传给人类，但人传人的现象较为少见。病理变化包括五项：①皮肤：原发性和继发性病变；②淋巴结：充血、浆液性渗出；增生性肉芽肿；③血管系统：主要侵犯小动脉、毛细血管和毛细血管后静脉，包括血管内膜炎、血栓性脉管炎、动脉瘤及主动脉炎等；④心脏：特异性心肌炎、心包炎；侵犯主动脉瓣。⑤肝、脾：布鲁氏杆菌性肝炎，网状内皮和淋巴增生引起肿大。因此，结合以上分析，该患者发热及肝脾肿大均为布鲁氏杆菌感染引起，并且患者长期从事羊屠宰工作，有密切接触史，因此，大大增加了感染的风险。

过敏性紫癜又称Henoch-Schonlein紫癜，是一种侵犯皮肤和其他器官细小动脉和毛细血管的过敏性血管炎，仅有皮肤损害者称单纯性紫癜，伴有腹痛、腹泻、便血，甚至胃肠道出血者称为胃肠型紫癜；伴有关节肿胀、疼痛，甚至关节积液者称为关节型紫癜；伴血尿、蛋白尿，肾损害者称为肾型紫癜。其可能与链球菌感染、病毒感染、药物、食物、虫咬等有关。

过敏性紫癜发生机制是由于抗原与抗体结合形成免疫复合物在血管壁沉积，激活补体，导致毛细血管和小血管壁及其周围产生炎症，使血管壁通透性增高，从而产生各种临床表现（皮损好发于四肢伸侧，尤其是双下肢和臀部。皮损对称分布，成批出现，容易复发。仅有皮肤损害者称单纯性紫癜）。治疗包括：①病因治疗：积极寻找并治疗可能的病因。②药物治疗：抗组胺药适用于单纯型紫癜，可同时使用芦丁、维生素 C、钙剂、安络血或止血敏等。糖皮质激素适用于严重皮肤损害或关节型、腹型、肾型紫癜。顽固的慢性肾炎患者，可选用环磷酰胺或硫唑嘌呤。③血浆置换适用于血浆中存在大量免疫复合物的腹型、肾型患者。

右上腹疼痛，伴全身皮肤黄染查因

江苏省人民医院　董莉

一、病例基本信息

【主诉】患者，男，47岁，安徽人，工人，因"右上腹绞痛7天，全身皮肤黄染5天"于2016年2月24日入院。

【现病史】患者于入院前一周开始无明显诱因出现右上腹绞痛，阵发性，于当地医院拟"胆囊炎"给予"消炎利胆"等治疗（具体不详），疼痛缓解，但于起病2天后出现尿黄，继而皮肤巩膜进行性黄染。当地医院给予保肝退黄等对症治疗，效果不佳，黄疸仍进行性加深，遂转至本院。病程中患者伴有一过性食纳减退，无发热，无皮肤瘙痒，无呕吐、腹泻，无黑便或白陶土样大便。起病以来神志清楚，精神尚可，体重无明显下降，睡眠一般。

【既往史】否认糖尿病、高血压病史，否认工业毒物或药物接触史，否认血吸虫病史，否认慢性肝病史及家族史；平素身体健康，有饮酒史30年，频繁时每日白酒饮酒量可达350～400 g，本次起病前否认频繁大量饮酒史。无吸烟或其他不良嗜好。

【入院后查体】体温36.0 ℃，脉搏88次/分，呼吸18次/分，血压133/90 mmHg。患者神志清楚，精神可，步入病房。皮肤巩膜有重度黄染，口唇无发绀，未见肝掌、蜘蛛痣，浅表淋巴结未触及肿大，心肺听诊未闻及异常，腹部无明显膨隆，腹壁未见静脉显露或曲张，腹软，右上腹轻压痛，Murphy 征阳性，无肌卫或反跳痛，肝肋下未及，脾肋下 5 指，质Ⅱ度，移动性浊音阴性。四肢肌力正常，双下肢无水肿，神经系统检查无异常。

【入院前检查】2016 年 2 月 20 日血常规：Hb 101 g/L，PET 327.6×10^9/L [参考值：$(24 \sim 84) \times 10^9$/L]；尿常规：尿胆红素（+++）；生化检查：ALT 79 U/L、ALP 285 U/L、GGT 251 U/L、TBIL 787 μmol/L、DBIL 632 μmol/L、IBIL 154.3 μmol/L；上腹部 MRI 显示胆囊炎，肝内局部胆管轻度扩张，肝脾肿大。

生化检查（2016 年 2 月 22 日）：ALT 66 U/L、ALP 302 U/L、GGT 228 U/L、TBIL 1034.8 μmol/L、DBIL 656.4 μmol/L、IBIL 378.4 μmol/L。

【入院诊断】①黄疸待查：胆道梗阻性黄疸？②酒精性肝病。

【入院后检查】血常规和生化结果如表 10-1 和表 10-2 所示。

上腹部 CT 平扫加增强提示（图 10-1）：肝脏轮廓光整，各叶比例正常，肝右叶见一点状钙化灶，余实质内未见明确异常密度，肝门结构清晰，血管形态走向正常，胆道系统无明显扩张。胆囊体积稍增大，壁稍厚；胰腺形态、大小及密度均在正常范围。脾脏体积显著增大，脾上部见斑片状致密影，副脾。门静脉及脾静脉稍增宽。双肾小囊肿。腹腔未见积液，后腹膜未见明显肿大淋巴结。

其他相关检查：凝血功能：正常，尿常规：尿胆红素 4^+ μmol/L（参考值：$2 \sim 24$ μmol/L）；粪便常规正常，隐血阴性；甲肝、戊肝抗体，乙肝两对半及丙肝抗体阴性；EBV、CMV 阴性；自身免疫性肝炎六项阴性、ANA 及抗 ENA 多肽阴性；FER 3335 ng/ml（2 月 24 日）、PCT 0.176 μg/L；铜蓝蛋白、甲状腺功能、AFP、CEA 及血清铁均正常；免疫五项：IgA 2.44 mg/L（参考值：$0.4 \sim 2.3$ mg/L），余正常，CRP 正常；肝脏 FibroTouch：肝脏硬度 5.0，脂肪衰减 224。

表 10-1　血常规检查

检查项＼时间	2月24日	2月27日
WBC（×10⁹/L）	5.31	3.31
Neu%	71.90%	58.30%
Hb（g/L）	111	83
PLT（×10⁹/L）	166	115
RET（%）	–	2.18%

表 10-2　生化检查

检查项＼时间	2月24日	2月27日
ALT（U/L）	81.1	57.5
AST（U/L）	63.1	31.8
ALP（U/L）	337	240
GGT（U/L）	270.2	203.6
TBIL（μmol/L）	1138.1	257.6
DBIL（μmol/L）	759.6	191.4
IBIL（μmol/L）	378.5	66.2
ALB（g/L）	42.8	39
GLB（g/L）	17	21

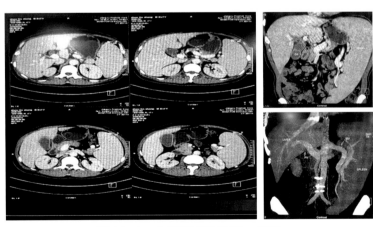

图 10-1　上腹部 CT 平扫 + 增强

二、临床讨论

第一次临床讨论：患者黄疸原因考虑是什么？诊断依据、进一步处理及检查意见是什么？

【病例特点小结】中年男性，急性起病；初起右上腹痛，继而进行性黄疸，体检 Murphy 征阳性；生化提示 TBIL 极度升高，以 DBIL 升高为主（＞60％）；尿常规提示尿胆红素（+++）；影像学提示胆囊炎、胆管轻度扩张、巨脾，但无肝硬化、门静脉高压等表现；轻度贫血，网织红增高；无慢性病毒性肝炎病史及家族史，有长期饮酒史。

【诊断考虑】胆囊炎、胆源性肝损害、酒精性肝病存在；本次黄疸与胆道梗阻相关？

提出问题及解答：

（1）黄疸的原因：梗阻性？肝细胞性？溶血性？

根据入院前后生化特点：肝细胞损伤不明显，胆系酶升高相对突出，黄疸显著升高，并以 DBIL 升高为主，病程初期有一过性右上腹疼痛，入院查体 Murphy 征阳性，外院影像学曾提示胆管轻度扩张，胆囊炎存在。根据以上特点，首先考虑胆道梗阻性黄疸。此外，溶血性黄疸通常为胆红素轻中度升高，并以 IBIL 升高为主，该患者不符合；肝细胞炎症损伤表现不明显。

（2）是否存在肝脏基础疾病：先天性？酒精性？病毒性？自身免疫性？代谢性？药物性？

根据入院后的常规检查结果基本排除病毒性肝炎，暂无自身免疫性肝病，铜、铁等先天代谢性肝病依据，无药物或毒物相关性肝病依据，无急性酒精性肝损伤依据。

（3）是否存在肝脏以外的基础疾患？巨脾、轻度贫血等是否与本次黄疸相关？原因是什么？

影像学提示巨脾，但无肝硬化及门静脉高压表现，提示巨脾可能与肝脏疾患不相关。引起脾肿大常见原因有急慢性感染病（各种病原体的急性感染、

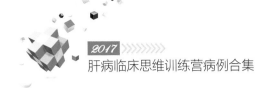
慢性病毒性肝炎、血吸虫感染、黑热病、疟疾、梅毒等）和非感染性疾病（心衰、各种血液系统疾患、结缔组织病、脂质沉积症、脾脏肿瘤或囊肿等）。根据患者入院后常规检查，暂无感染性脾大依据，非感染性脾大的具体原因需要进一步明确。

【入院后治疗】入院后给予抗感染、利胆、保肝等治疗，生化指标如表10-3所示，黄疸变化如图10-2所示，血常规变化如表10-4所示。

表 10-3　治疗后生化指标变化

时间 检查项	2月24日	2月27日	3月4日	3月11日	3月16日
ALP（U/L）	337	240	99	66	51
GGT（U/L）	270.2	203.6	30.4	16	14.1
TBIL（μmol/L）	1138.1	257.6	142.8	109.7	99.9
DBIL（μmol/L）	759.6	191.4	101.1	69.6	58.9
IBIL（μmol/L）	378.5	66.2	41.7	40.1	41
ALB（g/L）	42.8	39	36.7	40.6	40.6
GLB（g/L）	17	21	25	20	20

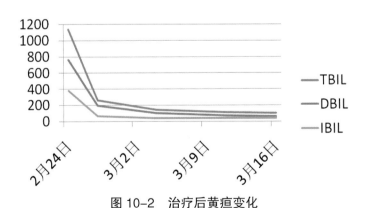

图 10-2　治疗后黄疸变化

表 10-4　治疗后血常规变化

时间 检查项	2月24日	2月27日	3月4日	3月5日	3月8日	3月11日	3月16日
WBC（×10⁹/L）	5.31	3.31	4.68	4.49	6.14	3.76	3.19
Neu%	71.9	58.3	63.6	60.4	63.5	60.1	54.3
Hb（g/L）	111	83	56	51	59	63	62
PLT（×10⁹/L）	166	115	188	182	186	155	134
RET（%）	–	2.18	11.91	13.79	19.93	15.39	11.77

【病情变化】患者病情变化有以下几方面特点：

（1）TBIL 在病程早期下降极快，但在病程后期表现为迁延不退。

（2）入院后第三天开始无明显诱因出现进行性贫血，无呕血、黑便，无腹痛、腰痛，无咯血或血尿等显性出血表现，无血红蛋白尿样表现。

（3）患者对于短期内进行性贫血并未表现出不适症状。

（4）患者 3 月 5 日查血常规：MCV 82.40 fl、平均红细胞血红蛋白含量（MCH）28.00 pg、平均红细胞血红蛋白浓度（MCHC）340.00 g/L、RET 13.79% ↑。

（5）骨髓细胞学检查（图 10-3）：髓像示骨髓有核细胞增生明显活跃；粒系增生活跃，杆状核比例减低，形态正常；红系增生明显活跃，原早中晚幼红比例增高，可见双核及豪 – 胶氏小体，可见嗜多染红细胞，成熟红细胞形态大致正常；淋巴细胞百分比减低，形态正常；巨核细胞 29 只，分类 25 只，其中颗粒型 14 只，产板型 7 只，裸核型 4 只，血小板成簇可见；未见血液寄生虫及异常细胞。组化检查：Fe 染色：胞外铁（+++），胞内铁阳性率 47%，其中 I 型占 20%，II 型占 16%，III 型占 11%。

（6）血象：白细胞总数正常，分类中性分叶核、淋巴细胞百分比正常，形态正常，成熟红细胞通髓片，血小板成簇可见。

【处理意见】①溶血性贫血。②建议溶血性贫血方面检查。

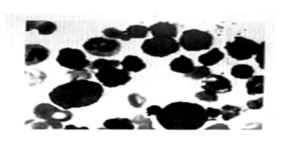

图 10-3　骨髓细胞学检查

第二次临床讨论：患者进行性贫血的原因是什么？与本次黄疸及脾大是否相关？黄疸原因能否明确？

【病情分析】①突发进行性贫血，无显性失血表现，血常规提示为正细胞正色素性贫血，网织红细胞显著升高，结合骨髓检查提示溶血性贫血可能性大。②患者对于突发重度贫血表现耐受。③再次反复追问患者既往病史及家族史：患者自高考体检时即发现脾脏肿大，但并未进一步查明具体原因；自幼时起便觉小便发黄，其程度与此次治疗后黄疸僵持状态类似（3～11 天以后）；2007 年曾有短时间内黄疸加深史，发病情况与此次相似；患者母亲曾有类似黄疸及脾大史，年轻时即行脾脏切除，后症状消退。

根据以上信息可以确定患者可能存在反复长期的溶血性贫血，与脾大的原因可能相关，结合家族史，不排除先天性、遗传性疾患存在的可能。需要进一步检查明确溶血性贫血的原因。

【进一步检查】Coombs 实验阴性，结合病史特点，暂可排除自身免疫性溶血性贫血。骨髓染色体及基因重排均阴性，结合病史及骨髓细胞学常规，暂无淋巴瘤或其他血液系统肿瘤依据。红细胞渗透脆性试验提示红细胞渗透脆性增加。血红蛋白电泳示 PHB 5.00 mg/dl ↑，HbF 3.75% ↑，怀疑地中海贫血？

【可能的诊断及鉴别诊断】本例患者可能的诊断及鉴别诊断如下：

（1）葡萄糖 -6- 磷酸脱氢酶缺陷：血管内溶血，常见于新生儿黄疸，蚕豆、药物诱发多见。结合本患者病史特点，暂不考虑。

（2）阵发性睡眠性血红蛋白尿：与睡眠有关的血红蛋白尿，伴全血细胞减少，出血及血栓形成等。结合本患者病史特点及检查，暂不考虑。

（3）自身免疫性溶血性贫血：女性多见，Coombs 试验阳性，激素或免疫抑制剂有效。结合实验室检查及病史特点，暂不考虑。

（4）海洋性贫血：其又称地中海贫血，一种遗传性血红蛋白病，大多表现为慢性进行性溶血性贫血，属常染色体隐性遗传。表现为不同程度的贫血，呈小细胞低色素性，红细胞渗透脆性减低，血片中可见红细胞大小不均，有靶形红细胞，包涵体生成试验阳性。血红蛋白电泳，HbF 含量明显增高，大多＞ 0.40%。重型患者多有贫血、黄疸、肝脾肿大和发育障碍，有阳性家族史。本患者非小细胞低色素贫血，红细胞渗透脆性增加，HbF 仅轻度升高，结合骨髓涂片检查，不支持该病的诊断。

（5）遗传性球形红细胞增多症（HS）：其是一种红细胞膜缺陷的先天性溶血性贫血；主要特征为球形红细胞增多，对低渗盐液的脆性增加；临床表现为不同程度的贫血、黄疸和肝脾肿大，三者可同时或单独存在；长期溶血易形成色素性胆道结石，无脾切患者胆石症患病率 50% 以上，重症者可发生胆绞痛及梗阻性黄疸；感染、劳累等可诱发溶血危象；在大多数家族中为常染色体显性遗传，为国内遗传性膜缺陷病中最常见者。本例患者病程经过及实验室检查特点均与该病吻合。

再次归纳总结本例患者病史特点包括幼时起即存在的贫血、黄疸、进行性脾大，反复发作的胆绞痛及梗阻性黄疸，病程中溶血危象的出现，红细胞渗透脆性增加提示膜缺陷的存在，有类似疾患的家族史。

遗传性球形红细胞增多症诊断标准：①阳性家族史；②慢性病程伴溶血性贫血急性发作；③脾大；④外周血（小）球形红细胞增多；⑤红细胞渗透脆性增加；⑥网织红细胞增高；⑦基因检测：可能的几种致病基因为 *SLC4A1*（带 3 蛋白）、*ANK1*（锚蛋白）、*SPTA1*（α- 血影蛋白）、*SPTB*（β - 血影蛋白）、*EPB42*（4.2 蛋白）。

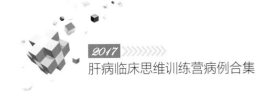

【最终诊断】临床诊断该患者为遗传性球形红细胞增多症，本次黄疸发作主要为一过性胆道梗阻性黄疸，病程中出现了溶血危象，同时伴随酒精性肝病的基础。

遗传性球形红细胞增多症的治疗：脾切除是遗传性球形红细胞增多症最有效的方法，因为球形红细胞几乎全部在脾脏被破坏，脾切除可以明显延长红细胞寿命，缓解溶血相关的贫血和黄疸，降低胆结石的发生率，但脾切除后可能发生脾切后的凶险感染，通常为肺炎球菌感染，发生率与年龄相关。脾切指征为中重度遗传性球形红细胞增多症致生长发育弛缓，运动耐受性差，心肌肥大，并发有症状的胆囊结石应切脾同时切除胆囊，网织红细胞计数往往与胆石症发生率成正比，也是决定脾切除的参数之一，脾大程度不是切脾指征，条件允许建议 6～12 岁期间手术。

【出院后随访】患者一子一女经检查均无黄疸及溶血性贫血，且患者本人症状消退，同时患者为外省农村人，对于进一步复查和基因检测不能配合，多次电话联系未果，此为本病例缺憾。

三、诊疗体会

诊疗建议：

（1）进一步基因检测以明确诊断。

（2）患者骨髓涂片未见明显增加的球形红细胞，可能与溶血危象发生后，大量球形红细胞破坏有关，建议患者后续随访中复查骨髓及外周血涂片以进一步证实。

（3）必要时脾切除 + 胆囊切除。

（4）子女进一步体检，排除相关遗传性疾患。

复胀 20 余年查因

青岛市市立医院　胡豆豆

一、病例基本信息

【主诉】患者，男，50 岁，山东青岛人，工人，因"腹胀 20 余年"于 2016 年 1 月 14 日入院。

【现病史】患者 20 年前无明显原因出现腹胀，以中下腹部为著，无腹痛、反酸、烧心，无恶心、呕吐，无呼吸困难、少尿，曾先后多次就诊于当地医院，相关辅助检查均提示血白蛋白降低，未予明确诊断。院外曾口服"硫酸亚铁＋红糖"，静脉输注"人血白蛋白"治疗，症状可稍缓解。2 个月前曾就诊于外院，血生化检查：白蛋白 17.79 g/L；尿常规：尿蛋白弱阳性；乙肝五项、丙肝抗体、HBV–DNA 均正常，未行特殊治疗。近年来上述症状时有发作。自病以来，神志清，精神可，饮食睡眠可，小便黄，大便无特殊，体重无明显减轻。

【既往史】否认冠心病、高血压、糖尿病、肾脏疾病、甲状腺疾病病史，否认肝炎、结核病史，否认外伤、手术、输血史。否认药物食物过敏史。

【个人史】吸烟 20 余年，平均 20 支 / 日；饮酒 20 余年，偶少量饮用啤酒。

【家族史】父母、兄妹、子女、爱人均体健。

【入院后查体】体温 36.5 ℃，脉搏 78 次 / 分，呼吸 18 次 / 分，血压 120/80 mmHg。神志清楚，发育正常，营养中等，回答切题，自主体位，查体合作，步入病房，无肝病面容，无贫血貌，皮肤巩膜无黄染，无肝

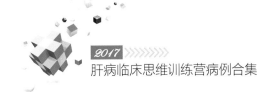

掌与蜘蛛痣，无出血点与紫癜，无颈静脉怒张。头颅大小形态正常，无血肿及压痛，毛发分布均匀，眼睑无浮肿，巩膜无黄染，双侧瞳孔等大等圆，直径 4 mm，对光反射灵敏。鼻翼无扇动，鼻腔通畅，鼻中隔居中，未见异常分泌物。外耳道无红肿，未见异常分泌物，乳突无压痛。口唇无紫绀，咽无充血，双侧扁桃体无肿大。颈软，气管居中，甲状腺无肿大。胸廓无畸形，双侧呼吸运动对称，语颤无增强及减弱，双肺叩诊呈清音，双肺呼吸音清，未闻及干湿性啰音。心前区无隆起，心尖波动位于左侧第 5 肋间锁骨中线内 0.5 cm 处，未触及震颤，叩诊心界正常，听诊心率 78 次 / 分，律齐，心音有力，A2 > P2，各瓣膜听诊区未闻及病理性杂音。腹部平软，未见腹壁静脉曲张，未见肠型，全腹无压痛及反跳痛，肝脾肋下未触及，肝肾区叩击痛阴性，移动性浊音阴性，肠鸣音亢进，8 次 / 分。肛门及外生殖器未见异常，脊柱、四肢无畸形，关节无红肿，无杵状指（趾），双下肢轻度凹陷性水肿。肌力正常，肌张力正常，生理反射正常，病理反射未引出。

【专科查体】视诊：腹部平坦，未见肠型及蠕动波，无皮疹，无色素沉着，无手术瘢痕，无腹壁静脉曲张，无局部隆起及包块。触诊：腹软，全腹部无压痛及反跳痛，肝脾肋下未触及，Murphy 征阴性，麦氏点无压痛，未触及包块。叩诊：腹部叩诊呈鼓音，肝上界在右锁骨中线第Ⅴ肋间，肝浊音界正常，肝肾区叩击痛阴性，移动性浊音阴性。听诊：肠鸣音亢进，8 次 / 分，未闻及振水音及血管杂音。

【入院诊断】①腹胀原因待诊；②低蛋白血症。

【入院后检查】实验室检查：血常规：WBC 4.94×10⁹/L、Neu% 78.2% ↑、Neu 3.89×10⁹/L、淋巴细胞百分比 9.2% ↓、淋巴细胞计数 0.45×10⁹/L ↓、RBC 4.32×10¹²/L、Hb 149 g/L、PLT 187×10⁹/L。尿常规：ERY（－）、PRO（－）；粪便常规＋潜血：阴性。

肝功能：ALT 41.07 U/L、AST 37.12 U/L、TBIL 8.4 μmol/L、DBIL 1.7 μmol/L、IBIL 6.7 μmol/L、ALP 85.74 U/L、GGT 22.40 U/L、ALB 15.8 g/L、GLB 14.66 g/L、

PAB 197 mg/L；肾功能：Cr 63.42 μmol/L、BUN 5.97 mmol/L；血脂：TG 0.36mmol/L↓、TCHO 2.47mmol/L↓、APOA 0.87g/L↓、APOB 0.51g/L↓；肝炎全套：HBsAb（＋）、HBcAb（＋），余项阴性；多肿瘤标志物：CA125 291.94 U/ml，余正常；ANA 谱：阴性；ESR：2 mm/h；凝血常规：PT 13.3 s、PTA 102%、APTT 37.8 s；24 小时尿蛋白：30.28 mg/24h（参考值：28～141mg/24h）；BNP：45.30 pg/ml（参考值：0～100 pg/ml）；甲状腺常规：T_3 1.12 nmol/L↓、FT_3 3.68 pmol/L↓、Tg-Ab 671.5 IU/ml↑。

影像学检查：胸片未见异常；心脏超声：左房大（前后径 42 mm、左右径 49 mm、上下径 58 mm）、二 / 三尖瓣反流（轻度）、左室舒张功能减低；双肾超声：双肾动脉及血流未见明显异常；腹部 CT（图 10-4）：①大网膜增厚伴腹腔积液。②腹腔内肠管轻度扩张，管壁广泛增厚，炎症病变？③腹膜后小结节影及钙化灶。

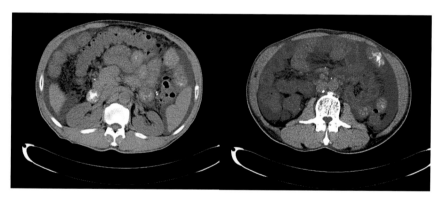

图 10-4　腹部 CT 检查

二、临床讨论

第一次临床讨论：根据患者的病史、体征、实验室检查、影像学检查，该患者低蛋白血症主要考虑哪些原因，还需要完善哪些辅助检查？

患者中年男性，既往体健，因"腹胀"入院。入院后体格检查主要阳性体征：肠鸣音活跃，双下肢轻度凹陷性水肿。化验检查提示不明原因的淋巴细胞减少及低蛋白血症，影像学提示肠管扩张、管壁增厚。

关于不明原因低蛋白血症，病因有以下几点：①营养不良或消耗性疾病？患者正力型，饮食睡眠可，否认糖尿病史，否认肝炎结核病史，入院后完善相关影像学及肿瘤标志物未提示肿瘤等恶性疾病，故营养不良或消耗性疾病导致的低蛋白血症诊断证据不足。②肝病合成障碍？患者既往有少量饮酒史，无特殊药物服用史，入院后完善输血常规、ANA谱、CT，未见肝硬化，故肝病合成障碍导致的低蛋白血症证据不足。③肾病蛋白丢失？患者既往无肾脏病病史，入院后完善尿常规、24小时尿蛋白定量、泌尿系超声均未见异常，肾病蛋白丢失，也是不成立的。④胃肠蛋白丢失？患者入院后完善腹部CT，腹部CT提示肠管轻度扩张，管壁广泛增厚，所以需要进一步完善相关辅助检查，重点排除。

【进一步完善检查及治疗】患者入院CT提示有肠管轻度扩张，管壁广泛增厚，为进一步排除胃肠道的病变，进一步完善胃镜及肠镜检查。

胃镜检查：慢性浅表性胃炎伴胆汁反流。

肠镜检查（图10-5）：①小肠多发黏膜隆起（性质待病理）。②回盲瓣多发黏膜隆起（性质待病理）。③盲肠多发憩室。

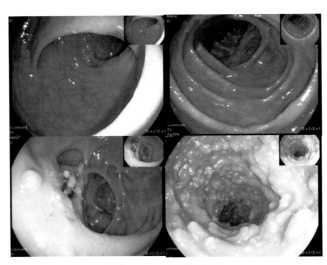

图10-5　肠镜检查

第二次临床讨论：该患者最可能的诊断是什么？下一步如何处理？

回顾整个病例，让人印象深刻的就是患者的血白蛋白降低、淋巴细胞百分比及绝对值降低、小肠多发黏膜隆起型病变，这三者之间有没有关联，如果有关联的话究竟指向哪种疾病？肠镜病理报告对临床诊断至关重要。

肠镜病理（图 10-6、图 10-7）：镜下肠绒毛增宽、扁平甚至消失，固有层内见扩张的脉管腔，经 D2-40 免疫组化染色证实为淋巴管，结合临床符合淋巴管扩张症。

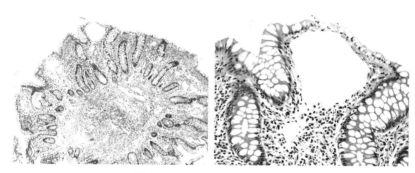

图 10-6　肠镜病理（HE）

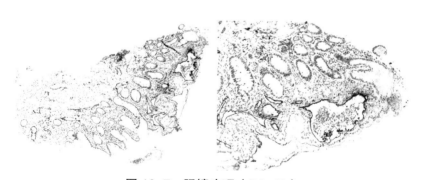

图 10-7　肠镜病理（D2-40）

【出院诊断】小肠淋巴管扩张症。

【治疗与转归】建议患者完善胶囊内镜检查，明确病变范围，患者拒绝。嘱患者以富含中链三酰甘油饮食为主，定期消化科门诊复诊，复查肝功能、血常规。

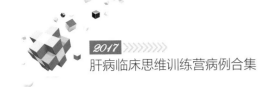

三、诊疗体会

小肠淋巴管扩张症（intestinal lymphangiectasia，IL）是一种罕见的蛋白丢失性肠病，1961年瓦尔德曼（Waldman）等人采用51Cr标记白蛋白的方法研究蛋白渗出部位，进而提出本病。以小肠淋巴管回流受阻，肠淋巴管和（乳糜管）扩张、劈裂，淋巴液露出为特征，病变主要累及空肠和回肠。根据病因及发病机制，可以分为原发性及继发性，原发性主要由巨淋巴管症或胎儿期淋巴管发育不全引起。继发性见于自身免疫性疾病，如系统性红斑狼疮、皮肌炎、系统性硬化症、肿瘤（如淋巴肉瘤、腹膜间皮瘤、后腹膜纤维瘤等）、中心静脉压升高的疾病（如缩窄性心包炎、房间隔缺损等），以及其他疾病（如肠系膜淋巴结结核、丝虫病、Whippe氏病等）。临床主要表现为低蛋白血症和腹泻，其他比较少见的表现有腹泻、腹胀、腹痛、颜面和四肢抽搐。实验室检查主要表现为淋巴细胞百分比和淋巴细胞计数减少，以及总蛋白、白蛋白、免疫球蛋白降低。本病的诊断标准有5条：①典型的临床表现；②外周血淋巴细胞绝对计数减少；③血浆白蛋白及IgG同时降低；④内镜活检或手术标本病理证实；⑤实验证明有肠道丢失蛋白质增多。具备前3条为疑诊，具备后2条即可确诊。

对于确诊小肠淋巴管扩张症的患者，治疗目的为减少蛋白丢失，维持血浆蛋白水平。其中富含中链三酰甘油饮食是目前最主要的疗法。关于外科治疗，包括病变肠管切除、淋巴静脉吻合（胸导管–颈外静脉分流、肠系膜淋巴管–静脉分流、腹膜后淋巴管–静脉分流），而对于继发性小肠淋巴管扩张症主要是治疗原发病、对症处理。

本例患者，无论是临床表现，还是实验室检查，都缺乏特异性，容易漏诊、误诊。因此，在临床工作中，要求青年医生仔细分析病例，重视每一个细节，抽丝剥茧，寻找真相。

发热伴皮肤黏膜黄染查因

天津市第三中心医院　叶青

一、病例基本信息

【主诉】患者，女，46岁，清洁工人。主因"发热伴皮肤黏膜黄染10余天"于2016年4月14日入院。

【现病史】患者于入院前10余天，无明显诱因出现发热，体温最高达40℃，伴畏寒，自行服用退热药物体温可降至正常，体温反复波动，伴食欲减退。每日进主食较前明显减少，约为原来的1/2，乏力感明显，平素体力劳动不能胜任。无咳嗽、咳痰，无腹痛、腹泻，无尿频、尿急、尿痛，出现尿色加深似浓茶状，伴皮肤黄染，无皮肤瘙痒，无白陶土样大便。就诊于当地医院B超发现"胸水、腹水"，化验检查显示肝损害、黄疸，抽出洗肉水样腹水600 ml，查支原体1 : 160。给予抗生素治疗（具体不详），体温无明显好转，为进一步治疗转入我院，患者自发病以来，睡眠差，大便如常，体重无明显变化。

【既往史】既往2个月前因为"湿疹"服用"阿昔洛韦、肤痒颗粒、小柴胡颗粒、防风通圣"等治疗，否认高血压史，否认肝炎、结核等传染病史，否认手术史，否认食物过敏史。

【个人史】生于四川，否认久居疫区史，否认冶游史，否认吸烟史、饮酒史。

【月经史】14岁初潮，经期28天，末次月经为2016年4月14日，平素

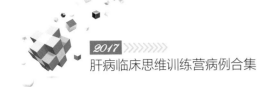

月经正常。

【婚育史】已婚，爱人体健，育有 1 女，其女"智力障碍"。

【家族史】父亲、母亲体健，否认家族性遗传性疾病。

【入院后查体】体温 37.8 ℃，脉搏 92 次 / 分，呼吸 18 次 / 分，血压 120 / 60 mmHg。发育正常，营养中等，倦怠感，神志清楚，查体合作，自主体位，计算力正常。全身皮肤、巩膜中度黄染，无肝掌、蜘蛛痣。全身浅表淋巴结未触及肿大。胸廓对称无畸形，呼吸动度对称，未闻及胸膜摩擦音，右下肺叩诊浊音，右下肺呼吸音低，未闻及干湿性啰音，心前区无隆起，心律齐，心率 92 次 / 分，各瓣膜听诊未闻及杂音。全腹柔软，全腹未触及肿块，无压痛、反跳痛、肌紧张，Murphy 征阴性。肝肋下 2 cm 可触及，质中，无触痛，脾肋下 2 cm 可触及，质中，无触痛，肝上界位于右侧锁骨中线第 5 肋间，肝区无叩痛，双肾区无叩痛，移动性浊音阴性。双下肢无水肿。神经系统查体无特殊。

【外院检查】肺炎支原体 1 : 160，血培养示肺炎克雷伯菌，CA125 329.5 U/ml、PCT 0.38 ng/ml、腹水腺苷脱氨酶（ADA）5.6 U/L，伤寒、副伤寒（－），腹水常规示红细胞充满视野。WBC 3.45×10⁹/L、PLT 41×10⁹/L、Hb 123 g/L、Neu% 79%，ALB 31.2 g/L、ALT 441 U/L、TBIL 173.8 μmol/L、DBIL 159 μmol/L。

【入院初步诊断】①发热原因待查；②肝损害；③胸腔积液；④腹水。

【入院后检查】铜蓝蛋白 27.2 mg/dl；呼吸道病毒检查：巨细胞病毒抗体阳性，肺炎支原体抗体 1 : 40 阳性；乙肝标志物 HBsAb、HBcAb 阳性，HBV-DNA（－）；流行性出血热（汉坦病毒）阴性，微生物动态真菌检测（－），血培养（－）；白蛋白 37.7 g/L、ALT 207 U/L、AST 244 U/L，AST 线粒体同工酶 57 U/L、ALP 335 U/L、GGT 104 U/L、TBIL 131.4 μmol/L、DBIL 107.1 μmol/L、胆碱酯酶 2976 U/L、前白蛋白 7.6 mg/dl、腺苷脱氨酶 34 U/L、甘油三酯 2.11 mmol/L；WBC 2.11×10⁹/L、Hb 112 g/L、PLT 48×10⁹/L、Neu% 66.3%；肿瘤标志物（－）。凝血功能：PT（－）、FIB 1.52 g/L、D- 二聚体 0.78 mg/L。强化 CT 显示双侧胸腔

积液，肺门略增大；肝大、脾大、腹水，门静脉及脾静脉略增宽，肝门区可见少量淋巴结（图 11-1）。

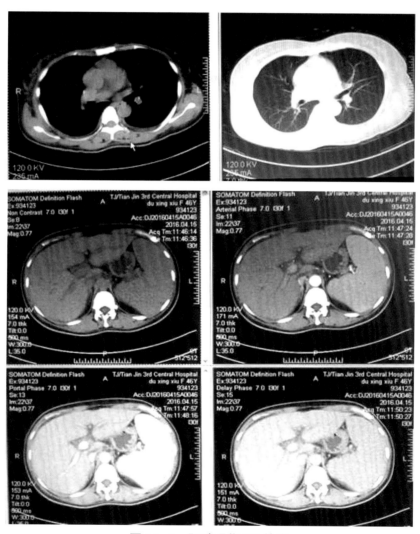

图 11-1　肝脏强化 CT 检查

二、病例讨论

患者出现发热伴肝功能损伤的原因？下一步还需做何检查？

患者中年女性，起病急，以反复发热，肝脾大、胸腹水，肝功能异常，黄疸，血细胞减少为特点。考虑到患者是"清洁工"的工作性质，不排除接

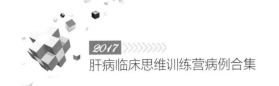

触病原微生物可能，入院后针对肝功能异常、发热做了详细相关排查。

（1）肝功能方面：病毒筛查：乙肝表面抗体阳性、核心抗体阳性，HBV-DNA（—），甲肝、戊肝（—），铜蓝蛋白（—），免疫检查（—）。

（2）发热方面：巨细胞病毒抗体（＋）、肺炎支原体1：40、ESR（—）、PCT（—）、结核抗体（—）；伤寒、副伤寒（—），流行性出血热（汉坦病毒）（—），微生物动态真菌检测（—），血培养（—）；心脏彩超：瓣膜赘生物（—）。

以上未见阳性发现，结合患者病史及发热、黄疸等特点，以"一元论"来分析，高度怀疑合并血液系统疾病。建议患者进行骨髓穿刺检查。

【分析】患者入院后胸腹水量少，未能获得标本。入院后给予谷胱甘肽、熊去氧胆酸等保肝、退黄治疗。患者肝功能指标恢复良好，1周后复查，转氨酶降至正常，TBIL降至82μmol/L。但患者精神状态差，乏力感无改善，每日进食量无改善。体温仍有波动。骨髓穿刺可见噬血细胞（图11-2）。通过骨髓检查，考虑噬血细胞综合征，患者转入血液病研究所继续治疗。

【出院诊断】噬血细胞综合征。

【随访】转血液病研究所，反复骨穿骨活检，诊断"淋巴瘤"。继发于淋巴瘤的噬血细胞综合征。建议化疗，由于经济原因，家属放弃，发病3月余，患者死亡。

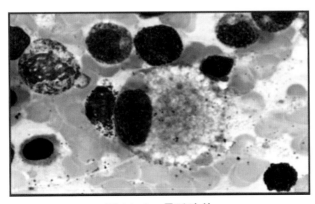

图11-2　骨髓涂片

三、讨论小结

噬血细胞综合征（hemophagocytic syndrome，HPS）亦称噬血细胞性淋巴组织细胞增生症（HLH），是一种多器官、多系统受累，并进行性加重伴免疫功能紊乱的巨噬细胞增生性疾病。HPS 代表一组病原不同的疾病，其特征是持续高热，肝、脾、淋巴结大，皮肤黏膜出血、外周全血细胞减少，肝功能急剧恶化和中枢神经系统功能障碍等，其病程凶险，病死率高。根据触发噬血细胞综合征的病因不同分为两类型。

（1）原发性噬血细胞综合征，或称家族性噬血性淋巴组织细胞增生症（FHL）。为常染色体隐性遗传病，易发于新生儿。

（2）继发性噬血细胞综合征，其包括：①感染相关性噬血细胞综合征：细菌、病毒、真菌、原虫等；②肿瘤相关性噬血细胞综合征：血液系统；③药物相关性噬血细胞综合征：苯妥英钠；④免疫相关性噬血细胞综合征：自身免疫病、免疫缺陷状态等。

目前诊断仍沿用组织细胞协会 2004 年儿童 HLH 临床试验（HLH–2004）的诊断标准：符合下列 2 项中 1 项者即可诊断。

（1）分子生物学诊断符合 HPS。

（2）符合下列 8 项中 5 项者以上：①发热；②脾肿大；③全血细胞减少（外周血 2 或 3 系细胞减少）；④高甘油三酯血症和（或）低纤维蛋白原血症；⑤骨髓、肝、脾、淋巴结组织细胞非恶性增生伴嗜血细胞现象；⑥ NK 细胞活性降低或完全缺少；⑦血清铁蛋白 ≥ 500 μg/L；⑧可溶性 CD25（IL–2 受体）≥ 2400 U/ml。

对于原发性或病因不明、未检出明显潜在疾病者，建议支持治疗、并发症治疗的同时尽早进行同种异体造血干细胞移植。而对于继发性噬血细胞综合征，首先要查明病因，治疗基础病与噬血细胞综合征并重。没有经过治疗的嗜血细胞综合征预后差，中位生存期 1 ~ 2 个月。所有继发性嗜血细胞综

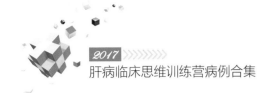

合征患者的病死率超过 50%，即便经过造血干细胞移植后，其总体 5 年生存率为 62%。

四、诊疗体会

本患者以急性起病入院，发热伴肝功能异常。在最初考虑其诊断的时候，有很多干扰项，如其"清洁工"的工作性质，是否接触过特殊病原体；其有两个月的中药用药史，是否有药物诱发可能；其女有"智力障碍"，是否有遗传性疾病；外院的血培养呈阳性表现，是否有感染诱发因素等。但结合患者的病史、体征、查体及实验室检查，肝脾大、胸腹水，肝功能异常，黄疸，血细胞减少，以上用"一元论"来解释，高度怀疑合并血液系统疾病，最终骨髓穿刺活检得以证实。

肝病与乏力、关节痛之缘起缘灭

一、病例基本信息

【主诉】杨某，男，35岁。主因"自觉乏力，情绪低落两周"于2016年7月16日入院。

【现病史】入院两周前患者无明显诱因间断出现乏力、情绪低落，无厌油、纳差，无腹痛、腹泻、恶心、呕吐，无发热、心悸、多汗，无尿频、尿急、尿痛等不适。当地医院常规检查：ALT 58 U/L、AST 80 U/L、抗-HCV（＋），当地医院诊断"丙型病毒性肝炎"，为进一步诊治来我院。自病以来，神志清，精神差，睡眠尚可，二便正常，体重无明显增减。

【既往史】否认既往肝炎病史，无长期大量饮酒史，无长期大量药物服用史。27年前车祸外伤史，并小腿手术及输血史，术后至今患者肢体活动自如，无任何不适感。

【职业史】家中务农，兼多种个体商品经营。

【入院查体】生命体征平稳。全身皮肤、巩膜无黄染，无肝掌、蜘蛛痣。全身浅表淋巴结未触及肿大。双肺呼吸音清，心脏查体未见异常。腹部平软，肝脾肋下未触及，全腹无压痛及反跳痛。

【入院检查】血常规：WBC 5.8×10^9/L、Neu% 58%、Hb 144 g/L、

PLT 179×10^9/L。尿、粪常规未见异常，凝血功能未见异常。肝功能：ALT 52 U/L、AST 63 U/L、TBIL 20 μmol/L、DBIL 10.6 μmol/L、ALB 42.4 g/L、球蛋白 (GLO) 42.4 g/L，ALB/GLB 1.0、CK 66 U/L、Cys-C 1.05 mg/L，余肾功能、血糖、血脂正常。病毒性肝炎：抗 -HCV（＋）、HBsAg（－）、HBsAb（－）、HBeAb（－）、HBcAb（－）、抗 -HAV（－）、抗 -HEV（－）。HCV-RNA 9.18E+5 IU/ml（国产公司荧光定量 PCR 检测），HCV- GT 1b 型。FibroScan：E 6.8 kPa。

胸部 X 线片、心电图未见异常。B 超：胆囊息肉，脾大（轻度），肝、胰腺、双肾未见异常。甲状腺功能八项：T_3 3.22 nmol/L、FT_3 7.21 pmol/L、FT_4 18.1 pmol/L、TSH 0.030 μIU/ml，余未见异常。甲状腺 B 超：双侧甲状腺，颈部淋巴结未见异常。

腹部 CT（图 11-3）：①门静脉高压（门静脉内径 18 mm）；②脾大（轻度）征象。

胃镜检查（图 11-4）：非萎缩性胃炎。

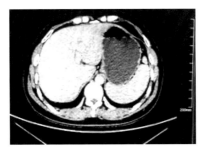
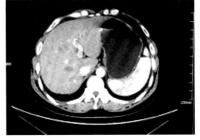

图 11-3　腹部 CT 检查

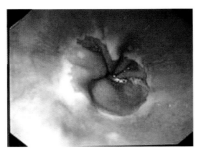
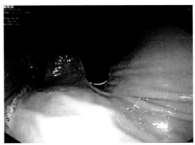

图 11-4　胃镜检查

二、临床讨论

第一次临床讨论：患者乏力、精神差原因？

【入院诊断】慢性丙型病毒性肝炎（1b 型）、脾大、胆囊息肉、亚临床甲状腺功能亢进症。

【分析与治疗】目前患者乏力、精神差，考虑与慢性病毒性肝炎有关，甲状腺功能异常多考虑继发性。首先请内分泌科会诊，结合患者症状、体征未见异常，会诊意见暂不考虑治疗，每 3 个月复查甲状腺功能，避免影响甲状腺功能的药物。本科室参考会诊意见，结合 HCV-GT 1b 型、亚临床甲状腺功能、精神因素，与患者讨论后，择治疗方案索非布韦（Sofosbuvir）400 mg/d + 达卡他韦（Daclatasvir）60 mg/d + 利巴韦林 1200 mg/d，12 周 [丙型肝炎直接抗病毒药物（DAA）自行外购印度药物]。

【治疗随访】抗病毒治疗 10 天后复查 HCV-RNA < 5.0E+2 IU/ml（国产公司荧光定量 PCR 检测低于检测下限）。无其他药物不良反应。治疗后相关指标变化如表 11-1 所示。

表 11-1 治疗后相关指标

检查项 ＼ 治疗时间	4 周	8 周
HCV-RNA（Cobas）IU/ml	–	–
ALT（U/L）	31	19
AST（U/L）	30	18
TBIL（μmol/L）	39.2	8.8
ALB（g/L）	41	36.3
CK（U/L）	50	30
Cys-C（mg/L）	1.1	0.9
甲状腺激素及甲状旁腺激素	正常	正常

2016 年 8 月（抗病毒治疗 4 周），患者全身乏力感，情绪、精神无改善。

2016 年 9 月（抗病毒治疗 8 周），患者全身显著乏力感，情绪、精神差持续存在，并出现腰骶部、骨盆关节疼痛，行走困难 1 周。生命体征平稳，体温、血压监测未见异常，精神差。全身皮肤、巩膜无黄染，无肝掌、蜘蛛痣，全身浅表淋巴结未触及肿大。双肺、心脏、腹部查体无明显异常。双侧 4 字实验（＋），四肢肌力正常，病理征，脑膜刺激征（－）。肝脏储备功能检查：15 分钟吲哚青绿残留率 5.8%（正常），FibroScan：E 6.1 kPa。

【进一步辅助检查】消化道肿瘤指标（－），甲状腺、甲状旁腺素激素（－），胸部 X 片、心电图均未见异常，抗 –TB（－），血清结核菌（T–SPOT）检查（－），抗 –TO IgM（－），抗 –RV IgM（－），抗 –HCMV IgM（－），抗 –HSV IgM（－），EBV 定量＜ 500 copies/ml。自身抗体全项（－），免疫球蛋白 IgG 21.06 g/L，余项阴性。血清蛋白电泳（－），抗 O（－），ESR 34 mm/h，CRP 8.38 mg/L，PCT 0.004 ng/ml。HLA–B27 阳性，OD 值 2.14（参考值：0 ～ 0.8）。

骨盆正侧位片（图 11–5）：①考虑双侧骶髂关节炎；②双侧髋关节骨质结构未见明显异常。

骶髂关节 CT（图 11–6）：双侧骶髂关节 CT 未见异常。

髋关节 MR（图 11–7）：①左侧髋关节腔积液，信号不均；②双侧股骨术后改变。

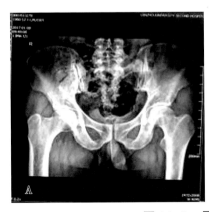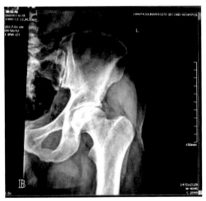

图 11–5　骨盆正侧位片

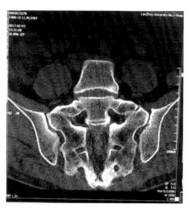

图 11-6　骶髂关节 CT 检查

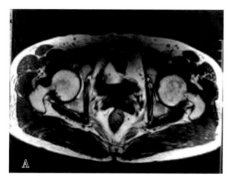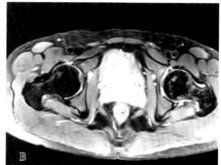

图 11-7　髋关节 MR 检查

第二次临床讨论：最可能考虑？进一步处理？

【诊治意见】①考虑利巴韦林可以引起肌痛、关节痛不良反应（药物说明书记载），故停用利巴韦林；②请心理卫生科会诊，暂不考虑躯体性感觉障碍；③风湿免疫科会诊意见，该患者脊柱关节炎、原发性免疫性关节炎诊断依据不充分，建议可加用非类固醇类抗炎药物治疗以缓解症状。

多学科讨论后，我科意见：①为避免非类固醇类抗炎药物与 DAA 药物间发生不可预测的药物不良反应，暂不考虑应用非类固醇类抗炎药物；②因抗 HCV 疗程近两个月，故建议患者继续 DAA 抗病毒治疗（Sofosbuvir+Daclastavir），完成 12 周疗程；患者同意并配合治疗、密切随访。

患者院外 DAA 治疗 12 周停药。但自觉腰骶部、髋关节疼痛和行走情况

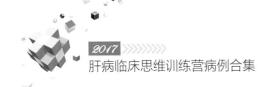

无任何缓解，精神差，情绪非常低落。建议再入院，反复追问病史，详细查体，进一步全面评估。2016 年 11 月（抗病毒治疗结束）反复追问职业和生活史：患者既往有牛羊饲养史数年，近一年无此接触。反复追问既往史：始终否认发热、多汗和肌痛既往史。

【再入院查体】生命体征平稳，体温、血压监测未见异常，精神差。全身皮肤、巩膜无黄染；无肝掌、蜘蛛痣，全身浅表淋巴结未触及肿大。双肺、心脏、腹部查体无明显异常。双侧 4 字实验（＋），四肢肌力正常，病理征、脑膜刺激征（－）。

布鲁氏杆菌特异性抗体检测（甘肃省地方病研究所）：凝集试验试管法（STA）滴度≥1：200，提示阳性（≥1：160 为阳性提示）；血培养（－）；骨髓穿刺培养（－）；免疫球蛋白：IgG 20.09 g/L，余阴性。

甘肃省地方病研究所提供的抗布鲁氏杆菌治疗方案：头孢曲松 2g ivgtt qd 5 天，多西环素 0.2g po qd 21 天，利福喷汀 0.1g po qd 21 天。联合治疗 3～6 个疗程。抗布鲁氏杆菌治疗 1 个月后患者仍感腰背肌痛，双侧关节疼痛改善不明显。

2017 年 3 月（抗布鲁氏杆菌治疗 3 个疗程后）患者疲乏、肌痛明显缓解，行走基本正常，精神情绪较前明显好转。布鲁氏杆菌特异性抗体检测凝集试验试管法（STA）滴度 1：100。HLA-B27 阴性，B27 抗体 OD 值 0.7（参考值：0～0.8）。免疫球蛋白：IgG 16 g/L，余阴性。B 超：脾大轻微，肝、胆、胰、双肾未见异常。FibroScan：E 5.3 kPa。

2017 年 4 月（抗布鲁氏杆菌治疗 6 个疗程后）患者无明显疲乏、肌痛，自诉可间断骑行摩托车，精神情绪较前明显好转。布鲁氏杆菌特异性抗体检测凝集试验试管法（STA）滴度 1：50。HLA-B27：阴性，B27 抗体 OD 值 0.39。2017 年 7 月患者精神良好，行动自如。布鲁氏杆菌抗体阴性（－）。高灵敏度 HCV-RNA None（Cobas）。

【确定诊断】慢性丙型病毒性肝炎（SVR）、布鲁氏杆菌病（慢性感染）、骶髂关节炎、脾大、抑郁状态。

【鉴别诊断】布鲁氏杆菌病（brucellosis）由球杆状的革兰阴性菌引起，以长期发热、多汗、关节疼痛、肝脾肿大和慢性化为特征的人畜共患传染病。诊断依据：流行病学史＋临床表现＋实验室检查（包括：骨髓、血液、体液布鲁氏杆菌培养阳性，血清凝集试验阳性，ELISA 阳性，IgM、IgG 敏感，慢性患者抗体属 IgG 型）。人类布鲁氏杆菌病可分为亚临床感染，急性和亚急性、慢性感染，局限性和复发感染。该疾患大多于 3 ～ 6 个月内康复，仅 10% ～ 15% 病例的病程超过 6 个月，少数患者在感染后数月或一年以上发病。慢性感染特点：主诉多以夜汗、头痛、肌痛及关节痛为主，可伴有疲乏、失眠、抑郁、烦躁、低热、寒战、胃肠道症状等神经官能症。患者久病可遗留关节强直、肌腱挛缩等而使肢体活动受限。固定而顽固的关节痛多见于羊型，化脓性并发症多见于猪型。

强直性脊柱炎（ankylosing spondylitis，AS）是血清阴性脊柱关节病的一种，属自身免疫性疾病，以骶髂关节和脊柱附着点炎症为主要症状。AS 累及骶髂关节，引起脊柱纤维化，造成不同程度骨骼病变，以关节强直为病变特点，与 HLA-B27 呈强关联。AS 的骶髂关节疼痛表现为僵直型，活动后可有不同程度缓解。

有文献提示某些细菌（如克雷伯杆菌）与易感者自身组织具有共同抗原，可引发异常免疫应答。

三、诊疗体会

丙型肝炎的肝外表现多种多样，关节受累者约占 20%，可合并 RF、抗 CCP、HLA-B27 阳性等，但一般经抗病毒治疗后症状往往有好转，该患者抗病毒治疗未能改善症状，提示我们应多加思考病因。

丙型肝炎直接抗病毒药物（DAA）中 Ns5A、Ns5B 有引起关节痛、肌痛的不良反应，但停药后一般有所改善，该患者停药后未能改善症状提示我们

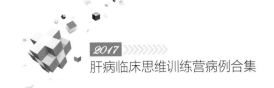

应多加分析。有临床报道，DAA 药物有激活 HBV、HIV 病毒的危险，该患者 HCV 合并布鲁氏杆菌隐袭性感染，在抗病毒治疗过程中布鲁氏杆菌慢性感染的临床表现有加重，是巧合还是 DAA 药物引起杆菌的活动或再激活仍存在许多疑问，有待今后更多的临床关注和积累。

疾病的临床表现往往纷繁复杂，这对青年医生具有极大的挑战，不仅需要反复详细询问病史，结合生活史和个人史等，更要反复耐心认真全身查体，当合并其他学科专科问题时，更要广开思路查阅资料，开展多学科讨论，才能更高效开展临床工作，拨开云雾现真相。